Reducir la inflamación con medicina
natural

Caroline Lepinteur

Reducir la inflamación con medicina natural

Una guía para aliviar los síntomas y mejorar nuestra salud

Zenith

Obra editada en colaboración con Editorial Planeta - España

Título original: *Mieux vivre avec une maladie inflammatoire au naturel*

Caroline Lepinteur

© 2021, Éditions First, un sello editorial de Édi8

© 2022, Traducción: Lara Cortés Fernández

© 2021, Ilustraciones del interior: @nocëae

© 2022, Editorial Planeta, S. A. - Barcelona, España

Derechos reservados

© 2023, Ediciones Culturales Paidós, S.A. de C.V.
Bajo el sello editorial ZENITH M.R.
Avenida Presidente Masarik núm. 111,
Piso 2, Polanco V Sección, Miguel Hidalgo
C.P. 11560, Ciudad de México
www.planetadelibros.com.mx
www.paidos.com.mx

Primera edición impresa en España: octubre de 2022
ISBN: 978-84-08-26181-0

Primera edición impresa en México: marzo de 2023
ISBN: 978-607-569-415-3

Impreso en los talleres de Litográfica Ingramex, S.A. de C.V.
Centeno núm. 162-1, colonia Granjas Esmeralda, Ciudad de México
Impreso en México – *Printed in Mexico*

SUMARIO

Sumario

———

INTRODUCCIÓN

· · · · ·

Introducción

Si ahora mismo tienes este libro entre las manos, seguramente es porque, en mayor o menor medida, hay alguna enfermedad inflamatoria que te está afectando.

Ya se trate de diabetes, de hipertensión arterial, de depresión, de una enfermedad autoinmune, de artritis, de una afección de la piel o de una enfermedad neurodegenerativa, todas estas patologías tienen un elemento en común: la inflamación crónica. Cuando una inflamación se cronifica, restablecer el equilibrio es crucial para la salud.

Vivir con una enfermedad inflamatoria es difícil. Aunque sientas fatiga, te muevas con lentitud o te invada el estrés, tu enfermedad a veces es invisible: el sufrimiento está ahí, pero puede que no dé la cara... También es posible que, aunque no sepas ni por dónde empezar para intentar mejorar tu estado, no quieras resignarte ni sentirte impotente ante tu situación. Si te niegas a rendirte y deseas conseguir cambios por tus propios medios, de manera natural, ¡este libro es para ti!

Estoy convencida de que no hay por qué esperar a que las soluciones nos vengan desde el exterior: todas tenemos ya en nuestro interior los recursos necesarios para mejorar. Convertirnos en protagonistas de nuestra propia salud es un objetivo al alcance de cualquiera. Evidentemente, para cambiar se requiere motivación, valentía, perseverancia y curiosidad, pero ¡merece la pena intentarlo! Yo misma lo he probado. En 2014 me diagnosticaron una enfermedad autoinmune, la espondilitis anquilosante. Sin embargo, hoy en día ya no tengo ni un solo síntoma de esta dolencia. Lo que me ha permitido recuperar el control sobre mi salud ha sido la naturopatía. Esta medicina occidental, reconocida por la Organización Mundial de la Salud (OMS), es tan ancestral como el ayurveda (la medicina tradicional de la India) y la medicina tradicional china. Propone, además, un planteamiento preventivo y da prioridad a una concepción global de la salud que tiene en cuenta el carácter único de cada persona. La naturopatía es el arte de mantener la salud y de cuidarse a través de herramientas naturales, como la alimentación, la actividad física, las técnicas de relajación, la hidroterapia, las terapias manuales, la reflexología, las técnicas de respiración, la fitoterapia combinada con la aromatología y las terapias energéticas y vibracionales. Abordaremos todas ellas en detalle a lo largo de esta obra.

¿Por qué este libro?

He escrito esta obra para transmitirte mis conocimientos, mis descubrimientos, mis consejos y las prácticas que yo misma he probado a lo largo de mi trayectoria personal y profesional. Al leer este libro, podrás ir a la raíz misma de tus desequilibrios y ganar autonomía en la gestión de tu bienestar. Aprenderás a cuidar tu cuerpo mediante diferentes herramientas (alimentación, técnicas depurativas, ejercicios de relajación, posturas, etc.), combinando el bienestar físico con el equilibrio psíquico y emocional.

Al ponerte manos a la obra y aplicar los consejos y los ejercicios prácticos que te propongo, brindarás una mejor respuesta global a las necesidades de todo tu ser y, de esta manera, podrás aliviar tus síntomas. ¡Para ello, obviamente, te harán falta voluntad, determinación, paciencia y optimismo! Por eso también te revelaré mis trucos para mantener con perseverancia los nuevos hábitos de vida.

No deberíamos considerar las enfermedades como una fatalidad, sino más bien como una verdadera oportunidad para retomar el control sobre nuestra existencia y recuperar toda nuestra energía y nuestro equilibrio emocional y físico.

Mi historia

Mi mundo se vino abajo en el año 2012. De un día para otro, empecé a sentir un dolor agudo y punzante en la parte inferior de la columna vertebral. Cojeaba y el dolor se extendía tanto que todas las noches tenía que dormir sentada. Por aquel entonces, los antiinflamatorios eran la «solución milagro» para que todos esos síntomas desaparecieran. Pero acabé volviéndome dependiente de estos tratamientos. Iba de médico en médico, perdiendo cada vez más la esperanza, porque ninguno de ellos era capaz de encontrar la verdadera causa de mi mal. Pasé dos años peregrinando de un facultativo a otro hasta que finalmente alguien puso nombre a mi sufrimiento: padecía una enfermedad autoinmune, la espondilitis anquilosante.

En aquel momento habría podido conseguir que se me reconociera de forma oficial como discapacitada, iniciar un tratamiento de por vida y tomar antiinflamatorios a diario. Pero decidí aprender a vivir de una forma mejor y más natural mi enfermedad inflamatoria. En esa época no tenía ningún interés por la medicina natural, pero al escuchar las palabras de mi reumatólogo sentí como si me dieran un electrochoque, que me obligó a cambiar radicalmente mi actitud: «No tiene cura», «El tratamiento es de por vida», «Dese prisa en quedarse embarazada, existe riesgo de infertilidad», «Solicite a su empresa que la reconozca como trabajadora con discapacidad», etc. Aquel día, al salir de la consulta, me prometí a mí misma que haría todo cuanto estuviese en mi mano para mejorar mi salud y evitar llegar a ese punto. Cuando me vi entre la espada y la pared, descubrí la naturopatía y decidí recurrir a ella. No abandoné el seguimiento por parte de mis médicos, pero modifiqué drásticamente mi alimentación y le di un vuelco a mi estilo de vida. Necesité grandes dosis de coraje y determinación, pero valió la pena, porque hoy en día ya no tengo ningún síntoma de la enfermedad.

Con el tiempo, he sentido una inmensa gratitud hacia esta patología: gracias a ella, pude emplearme a fondo en conocerme a mí misma. Por aquel entonces jamás escuchaba mi cuerpo; la parte mental no me dejaba espacio para nada más. Sin embargo, a medida que recorría mi camino, fui comprendiendo la importancia de estar atenta a mis sensaciones corporales y a mis emociones. Ese episodio de mi vida me permitió mirar con detenimiento dentro de mí y respetarme más, gracias a que pude vislumbrar al fin mi naturaleza profunda. Hoy en día, conozco mejor mi funcionamiento interno y sé escucharme. Gracias a esta enfermedad, he aprendido realmente a descubrirme y a entender que yo soy la única responsable de mi salud.

La dolencia ha dado un giro positivo no solo a mi vida personal, sino también a la profesional. Ahora ejerzo un oficio que me apasiona y que me hace vibrar. En su momento estudié Dirección y Gestión de Empresas en el Ámbito Digital y trabajé como *tester* de programas informáticos, pero decidí volver a las aulas para formarme en naturopatía.

Hoy en día, para mí es natural acompañar a otras personas que sufren una enfermedad inflamatoria crónica y ayudarlas a tomar las riendas de su salud.

Nota importante

Los consejos, ejercicios y técnicas prácticas que se presentan en este libro no pueden en ningún caso sustituir a un diagnóstico ni a un tratamiento médicos. Se recomienda encarecidamente a los lectores que, para cualquier cuestión relacionada con su salud o su bienestar, consulten a profesionales sanitarios debidamente acreditados por las autoridades competentes. En este libro se proponen una serie de consejos relativos al estilo de vida y a la prevención con el fin de ofrecerte a los lectores más herramientas con las que cuidar tu salud desde una perspectiva natural. Sin embargo, es muy conveniente que acudas también a un naturópata, que te proporcionará un acompañamiento a medida.

1.
ENTENDER
LA INFLAMACIÓN
CRÓNICA

.....

¿Qué es la inflamación?

La inflamación desempeña un papel fundamental en nuestra salud, ya que permite mantener el equilibrio interior de nuestro organismo. Se trata de una respuesta de defensa natural inteligente que da nuestro cuerpo cuando sufre una agresión tóxica (debido a venenos, metales pesados, disruptores endocrinos, etc.), microbiana (por virus, parásitos, bacterias, hongos, etc.), psíquica (a raíz de agresiones, robos, etc.), traumática (como consecuencia de quemaduras, heridas, etc.) o medioambiental (debido a las radiaciones, la contaminación, etc.). Esa reacción inflamatoria activa una serie de mecanismos de defensa del sistema inmunitario para eliminar por completo los agentes agresores y reparar los tejidos dañados.

Existen dos tipos de inflamación: la inflamación aguda y la inflamación crónica.

La inflamación aguda, conocida también como «inflamación de alto grado», es una reacción positiva, porque ayuda a que nuestro cuerpo se cure y se regenere. Sin ella nos sería imposible recuperarnos tras el ataque de un virus o de una bacteria, e incluso tras un arañazo, por leve que fuese. Este potente proceso de regulación del cuerpo puede manifestarse a través de una hinchazón de los tejidos (edema), de calor, de rubor o de dolor. Se trata de un mecanismo inflamatorio positivo, que suele evolucionar hacia una curación espontánea. Es un fenómeno fácil de observar en la vida cotidiana. Por ejemplo, cuando te tuerces un tobillo, el objetivo de la inflamación es reparar las lesiones de los tejidos. La vasodilatación, que se traduce en rubor y calor, proporciona un mayor aporte de sangre y un incremento en el número de glóbulos blancos y rojos, lo que permite limpiar y nutrir la zona afectada. Por su parte, la hinchazón y el dolor impiden el movimiento y te incitan a protegerte el tobillo. A medida que la lesión va disminuyendo, la inflamación también remite, hasta desaparecer por completo.

Esta respuesta inflamatoria aguda puede mantenerse entre unas horas y varios días.

La inflamación crónica, en cambio, se da cuando esta respuesta inicial persiste y el cuerpo se mantiene en un nivel elevado de alerta y de estrés. En ese caso, la reacción inflamatoria puede dejar de ser una aliada y convertirse en un peligro para nuestro cuerpo, porque ya no es beneficiosa y, además, escapa al control y a la regulación del sistema inmunitario.

La inflamación crónica conduce lentamente a una obstrucción celular y al agotamiento progresivo del sistema inmunitario y, en general, de todo el organismo. A medio y a largo plazo genera trastornos crónicos y enfermedades. Este fenómeno inflamatorio también se conoce como «inflamación silenciosa», «sistémica» o «de bajo grado». Se trata de una inflamación que puede pasar desapercibida, ya que avanza de forma lenta y a baja intensidad, a veces sin hacer ruido, sin nada de dolor, acompañada simplemente por indicios sutiles (consulta el apartado «Las señales de alarma», en la página de al lado). Esta inflamación callada es maligna y peligrosa, porque, aunque no nos percatemos de ella, provoca importantes daños en nuestro organismo, sobre todo en las células, los órganos y el sistema inmunitario.

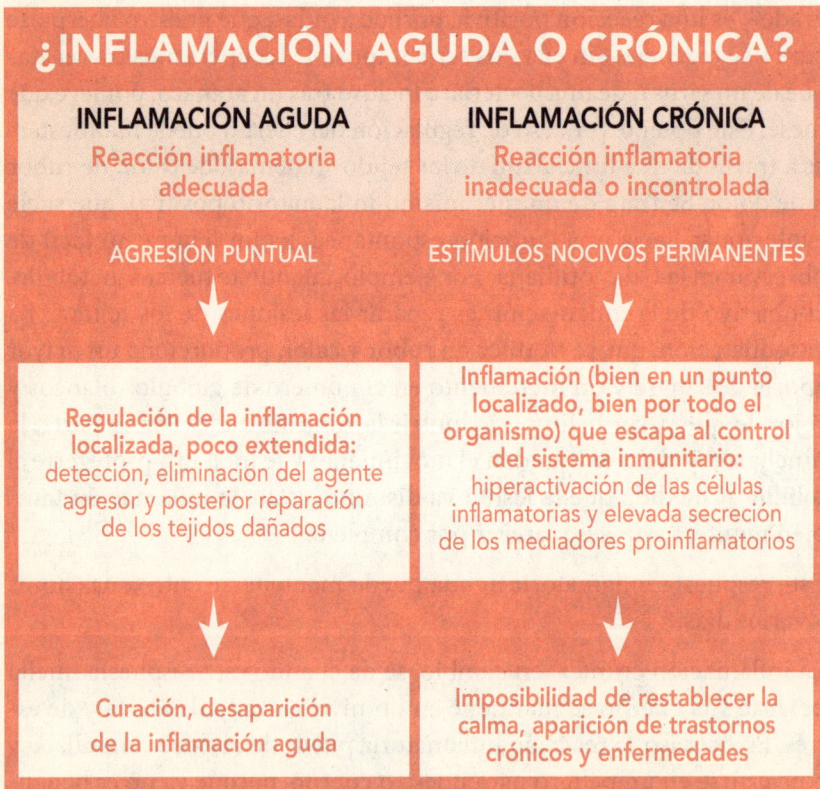

¿INFLAMACIÓN AGUDA O CRÓNICA?

INFLAMACIÓN AGUDA	INFLAMACIÓN CRÓNICA
Reacción inflamatoria adecuada	Reacción inflamatoria inadecuada o incontrolada
AGRESIÓN PUNTUAL	ESTÍMULOS NOCIVOS PERMANENTES
⬇	⬇
Regulación de la inflamación localizada, poco extendida: detección, eliminación del agente agresor y posterior reparación de los tejidos dañados	Inflamación (bien en un punto localizado, bien por todo el organismo) que escapa al control del sistema inmunitario: hiperactivación de las células inflamatorias y elevada secreción de los mediadores proinflamatorios
⬇	⬇
Curación, desaparición de la inflamación aguda	Imposibilidad de restablecer la calma, aparición de trastornos crónicos y enfermedades

Se habla de «reacción inflamatoria crónica» cuando la inflamación se mantiene durante meses o incluso años y se manifiesta en diferentes zonas del cuerpo o en todo el organismo.

Las señales de alarma

A veces la inflamación crónica es silenciosa, así que no siempre resulta fácil detectarla. En la mayoría de los casos, el mal se mantiene oculto y el dolor es imperceptible desde fuera. Aun cuando no sea sencillo darse cuenta de que este tipo de inflamación está apareciendo y avanzando, existen algunos signos que pueden ayudarte descubrir que tu organismo se encuentra en un estado inflamatorio crónico. Además de estar atenta a estas señales, puedes hacerte una serie análisis clínicos y biológicos para confirmarlo (consulta el apartado «Análisis biológicos para detectar la inflamación crónica», página 39).

Ten en cuenta que todos los síntomas que estás sintiendo son una invitación para que escuches de una forma más cuidadosa y profunda a tu cuerpo.

¿Cómo puedes saber si sufres una inflamación crónica? Estas son las señales más frecuentes.

Falta de energía

Si, aun cuando duermas bien, sientes constantemente fatiga y te fallan las fuerzas, es posible que padezcas inflamación crónica. No en vano, una inflamación de bajo grado puede dar lugar a un desequilibrio entre la energía disponible y la energía consumida, ya que provoca un aumento de las necesidades de energía celular para garantizar la rápida regeneración de las células inmunitarias, y te deja así sin el combustible que precisas para sentirte en plena forma. La fatiga es un síntoma habitual de numerosas enfermedades inflamatorias.

Sensación de aturdimiento

Una inflamación en el cuerpo puede hacer que tu barrera hematoencefálica se vuelva más permeable, lo que a su vez provocará una inflamación en el cerebro. Esta reacción inflamatoria puede generar una sensación de confusión mental. De hecho, un estudio publicado a finales de 2019[1] concluye que la inflamación parece tener un impacto negativo en la capacidad de nuestro cerebro para ponerse en estado de alerta y mantenerse en él. En esta investigación, se inyectó a los participantes una vacuna conocida por dar lugar a una inflamación temporal. A continuación, se pidió a los voluntarios que realizasen un test cognitivo. Se observó entonces que cuando los pacientes estaban bajo los efectos de la inflamación y tenían que preparar una tarea, se veían obligados a hacer un mayor esfuerzo cognitivo para mantener el rendimiento comportamental adecuado.

Así pues, si sueles tener dificultades para mantener la atención, concentrarte y razonar, es posible que sufras inflamación crónica.

Infecciones frecuentes

Si enfermas a menudo, esta podría ser otra señal de que te encuentras en un estado de inflamación crónica. No en vano, una inflamación demasiado intensa en el organismo puede debilitar el sistema inmunitario, lo que aumentará la frecuencia de las enfermedades. Cuando estamos constantemente inflamados, nuestro sistema inmunitario se ve obligado a funcionar sin descanso durante meses o incluso años. La consecuencia es que se alteran sus funciones y, por tanto, crece nuestra vulnerabilidad ante las infecciones virales.

Problemas gástricos

Los gases, el vientre hinchado, el estreñimiento y la diarrea son otras posibles señales de una inflamación crónica. De hecho, el desequilibrio de las bacterias intestinales puede generar una reacción inflamatoria en los intestinos y dar lugar a esos síntomas, como ocurre particularmente en el caso de las enfermedades inflamatorias intestinales crónicas (EIIC).

Dolores articulares y musculares

Si día tras día te duelen las articulaciones y los músculos y no experi-

---

1. Balter, Leonie J. T., *et al.*, «Selective effects of acute low-grade inflammation on human visual attention», NeuroImage, volumen 202 (15 de noviembre de 2019), artículo 116098.

mentas ninguna mejoría, es posible que sufras fenómenos inflamatorios y degenerativos de las articulaciones y los tejidos blandos del aparato locomotor. La inflamación resultante ataca los tejidos articulares y puede provocar un aumento del dolor y una pérdida de masa muscular.

Alergias

Las alergias constituyen una reacción excesiva de defensa inmunitaria que, a su vez, desencadena una importante reacción inflamatoria. Si presentas alergias diversas que cursan con síntomas como enrojecimiento y picor de los ojos, mucosidad, hinchazón del rostro, eccema o rubor frecuente sin motivo aparente, es que tienes una inflamación crónica.

Problemas de la piel

Ciertas alteraciones cutáneas como el acné, la sequedad, la rosácea o la cuperosis son señales externas que revelan que tu organismo está inflamado.

Depresión y ansiedad

Existe una relación entre ciertos trastornos neurológicos y un aumento de la activación inmunitaria. De hecho, son muchas las personas que, además de una enfermedad inflamatoria crónica, padecen depresión y ansiedad.

Todas estas señales son gritos de alarma que nos lanza nuestro cuerpo. Es importante que las escuchemos y que actuemos en consecuencia. Por fortuna, existen medidas que permiten revertir la inflamación crónica y reducir el riesgo de que este fenómeno degenere en enfermedad.

Las principales causas de la inflamación crónica

La inflamación crónica es multifactorial, es decir, lo que la desencadena es un conjunto de factores, entre ellos, los siguientes:

• factores genéticos, y
• factores de riesgo.

Los factores genéticos

La predisposición genética puede hallarse en el origen de las enfermedades inflamatorias. De hecho, hay muchos genes que están implicados en diferentes patologías. Algunos de ellos se encuentran presentes en distintas enfermedades, sobre todo en el caso de las autoinmunes, mientras que otros son específicos de una patología en concreto. No obstante, hay que tener en cuenta que el hecho de que tengamos alguno de esos genes no supone necesariamente que vayamos a desarrollar un trastorno, y, a la inversa, el hecho de que no poseamos ninguno de ellos tampoco significa que no podamos desarrollarlo.

Los factores de riesgo

En los últimos decenios hemos asistido a un crecimiento sostenido de las enfermedades inflamatorias, dado que, por desgracia, estas dolencias son en buena medida una consecuencia de nuestro actual estilo de vida, incompatible con nuestra salud general.

- **El tabaco:** se trata de un factor de enorme importancia, asociado a numerosas enfermedades inflamatorias. No en vano, existe una relación directa entre nicotina e inflamación. Hoy en día sabemos ya —principalmente gracias a un estudio sueco—[2] que esta sustancia activa las células inmunitarias que desencadenan el proceso inflamatorio. Por eso, si queremos detener la inflamación, es importante que dejemos de fumar. Para que sea más sencillo hacerlo, podemos recurrir a métodos alternativos, como la naturopatía, la acupuntura, la hipnosis, el láser de baja intensidad, la homeopatía...

- **El alcohol:** esta sustancia, consumida con regularidad y en exceso, contribuye a aumentar la inflamación, ya que genera un desequilibrio del ecosistema de los intestinos que se traduce en una degradación de la pared intestinal. Cuando esta mucosa se debilita, permite el paso de moléculas no deseadas, que provocan un proceso de inflamación crónica. En ese caso se habla de «hiperpermeabilidad intestinal».

- **La alimentación proinflamatoria:** puede llegar a ser uno de los principales factores de la inflamación crónica. Si comemos a diario alimen-

---

2. Hosseinzadeh, Ava, *et al.*, «Nicotine induces neutrophil extracellular traps», *Journal of Leukocyte Biology (JLB)* (noviembre de 2016), DOI: 10.1189/jlb.3AB0815-379RR.

tos proinflamatorios, no debemos sorprendernos de que nos hinchemos de manera crónica. Entre los ingredientes más perjudiciales en este sentido se encuentran los ricos en grasas saturadas y en ácidos grasos trans (margarina, patatas fritas, bollería, etc.), los alimentos refinados (azúcar blanco, sal refinada, cereales no integrales y harinas blancas, aceites hidrogenados, etc.) y los productos ultraprocesados (platos preparados, pastelería industrial, refrescos, etc.). Todos estos alimentos contienen ingredientes que, según se sabe ya, son agresivos y favorecen la inflamación crónica. Si los eliminas de tu dieta y aumentas tu consumo diario de verduras, frutas y especias, tu inflamación se reducirá considerablemente.

- **El sedentarismo:** un bajo nivel de actividad física facilita el proceso inflamatorio. En cambio, la práctica de algún ejercicio de intensidad moderada durante dos horas y media por semana disminuye la inflamación crónica. Hay que tener en cuenta que nuestros músculos son como un órgano que produce mensajeros químicos: cuando se contraen, liberan proteínas que ejercen un efecto antiinflamatorio. Por tanto, una actividad física moderada actúa como un antiinflamatorio natural. Evidentemente, para beneficiarte de esta propiedad no es necesario que te pongas a correr ni a levantar pesas: ¡lo importante es que muevas el cuerpo!

- **El sobrepeso/la obesidad:** ambos fenómenos se caracterizan por un exceso de tejido adiposo. Este tejido es un verdadero órgano endocrino, ya que produce una serie de mensajeros proinflamatorios denominados «adipocitoquinas» (IL-1, IL-6, IL-8, IFNγ, TNFα, leptina y resistina). La fabricación de estas moléculas por parte de los adipocitos del tejido adiposo favorece una inflamación crónica en todo el organismo. Precisamente el carácter crónico de este proceso puede acabar dando lugar a una insulinorresistencia, a una diabetes tipo 2, a una hiperlipidemia, a complicaciones cardiovasculares o a obesidad. En ese momento se crea un círculo vicioso, porque estas patologías favorecen el aumento de peso.

- **Las intolerancias alimentarias:** cuando ingerimos un alimento al que somos intolerantes, nuestro sistema inmunitario produce unos anticuerpos denominados IgG, que desencadenan una reacción inflamatoria. Los alimentos que más intolerancias generan son el gluten y la lactosa. ¡Cuidado: no debes confundir las alergias con las intolerancias alimentarias! Una alergia constituye una reacción inmediata, anómala y desproporcionada del sistema inmunitario que surge cuando se ha producido un contacto con un alérgeno y que puede dar lugar a complicaciones graves e incluso mortales. En cambio, la intolerancia, más difícil de detectar que la alergia, supone una reacción del sistema digestivo a un tipo concreto de alimento consumido, bien por insuficiencia, inactividad o inexistencia de una enzima, bien por una sensibilidad a un aditivo alimentario. La intolerancia puede manifestarse a través de hinchazón de vientre, gases, dolor de estómago, diarrea, estreñimiento, náuseas, vómitos, malestar, dolor de cabeza, problemas de piel o fatiga, síntomas que en ocasiones aparecen hasta tres días después de que se haya consumido el alimento en cuestión. Una manera de comprobar si eres sensible a un determinado ingrediente es eliminarlo de tu dieta durante dos o tres semanas y observar tu reacción. Pasado ese periodo, reintroduce el alimento y comprueba cómo te encuentras en las dos o tres semanas siguientes. Si el alimento sospechoso es el origen de tu sensibilidad, la reacción habitual debería volver a manifestarse con la reintroducción.

- **La hiperpermeabilidad intestinal:** los intestinos, fundamentales para una buena digestión y una adecuada inmunidad, se ven afectados por nuestro estilo de vida actual. Los malos hábitos acidifican nuestro organismo y dañan nuestra mucosa intestinal. Cuando esta barrera se debilita, empieza a dejar pasar directamente hacia nuestra sangre una serie de sustancias que en otras circunstancias encontrarían las puertas de nuestro organismo cerradas: alimentos no digeridos, gérmenes, alérgenos, metales pesados... Este fenómeno de incremento de la permeabilidad intestinal provoca una inflamación crónica y se manifiesta por diferentes vías, como las carencias nutricionales, los desequilibrios hormonales, las alteraciones del estado de ánimo, la fatiga crónica, los trastornos digestivos, los problemas de tránsito intestinal, los dolores articulares, los síntomas de enfermedades autoinmunes, las alergias, etc.

- **El estrés:** este elemento puede ser un factor crucial en la inflamación crónica. Cuando nuestro cuerpo percibe una amenaza —ya se trate de un tigre que nos persigue o de una reunión con nuestro jefe—, libera hormonas del estrés, principalmente cortisol y adrenalina. Nuestro ritmo cardiaco aumenta, nuestra respiración se acelera y entramos en un estado de hipervigilancia. Esta reacción es beneficiosa, ya que, por un tiempo determinado, estimula nuestro sistema inmunitario y nos ayuda a reaccionar rápidamente ante la situación. El problema es que hoy en día el estrés es, para mucha gente, una constante en nuestra vida. Cuando esto ocurre, el nivel de cortisol en sangre se mantiene elevado durante largos periodos y altera el sistema inmunitario, reduciendo la producción de glóbulos blancos. Por desgracia, si este sistema no funciona correctamente, el cuerpo es incapaz de responder de manera adecuada y se queda inflamado de forma permanente. Es posible que en tu vida haya factores de estrés sobre los que no tengas ningún control, y eso es algo normal. Pero lo importante es que cambies aquello que sí está en tu mano cambiar. Por ejemplo, si eres una persona adicta al trabajo, reserva uno o dos días libres a la semana para desconectar por completo. También es conveniente que tengas cuidado con la información que consumes, ya sea a través de los medios de comunicación o de las redes sociales. De hecho, te aconsejo que empieces tu día con el firme propósito de no prestarles atención: en lugar de mirar el teléfono móvil en cuanto te levantes o de consultar el correo electrónico y reaccionar inmediatamente a las notificaciones de las redes y a los *emails* recibidos, dedícate un tiempo para ti: practica yoga, pasea, tómate un buen desayuno mientras escuchas las canciones de tu lista de reproducción favorita...

- **La falta de sueño:** un descanso nocturno insuficiente tiene efectos nefastos sobre nuestro bienestar y nuestra salud. Dormir menos de seis horas por la noche genera una inflamación que daña los tejidos de nuestro organismo y merma nuestra inmunidad. La calidad del sueño es fundamental para reducir la inflamación, ya que al dormir le damos a nuestro cuerpo la oportunidad de repararse y ponerse a punto. Las necesidades de descanso varían en función de las personas y de las estaciones, pero, en general, se recomienda dormir entre siete y ocho horas cada noche.

- **La ingesta prolongada de antiinflamatorios no esteroideos (algunos de los más conocidos: la aspirina y el ibuprofeno):** ¡es un círculo vicioso! En realidad, a largo plazo estos medicamentos provocan y mantienen la inflamación.

- **Las partículas finas:** se trata de una de las principales fuentes de contaminación del aire que respiramos. Estas partículas, que miden menos de 2,5 micras, penetran en el aparato respiratorio y en el torrente sanguíneo. En ese momento, el cuerpo las identifica como intrusas y desencadena inmediatamente una reacción inflamatoria.

Para disfrutar de un sueño de buena calidad...

- Elimina las sustancias estimulantes (té, café, chocolate...) a partir de las cinco de la tarde, pues aumentan el ritmo cardiaco y, por tanto, impiden dormir bien.

- Evita las cenas demasiado copiosas, que son difíciles de digerir y no favorecen un sueño reparador.

- Deja de comer por lo menos tres horas antes de irte a la cama, de modo que tu cuerpo tenga tiempo suficiente para realizar la digestión.

- Limita la luz azul tras la puesta de sol, evitando exponerte a las pantallas o utilizando gafas con filtro para este tipo de luz. Las pantallas de los teléfonos, los ordenadores y las tabletas emiten una gran cantidad de luz azul, que ralentiza la producción de la melatonina, hormona del sueño.

- Opta por actividades tranquilas y relajantes antes de acostarte, para garantizar así una buena noche de descanso.

- Vete a la cama siempre a la misma hora, así conciliarás el sueño más fácilmente y mantendrás un ritmo regular de descanso.

- Presta atención a las señales del sueño (parpadeo, bostezos, picor en los ojos...).

- Duerme en una habitación oscura, con una temperatura de entre 16 y 18 °C, para disfrutar de un sueño de calidad.

- **Los agentes contaminantes:** los metales pesados, los productos químicos y los disruptores endocrinos favorecen en buena medida las enfermedades inflamatorias. Resulta difícil mantenerlos a raya, pues están presentes en el agua, en el aire, en los alimentos y en los productos manufacturados (ropa, plásticos, cosméticos, productos de limpieza para el hogar...).

- **Los hongos:** estos microorganismos son los principales responsables de la contaminación del aire en interiores. Su presencia en entornos cerrados tiene un impacto real en la salud de las personas que se encuentran en ellos. De hecho, inhalarlos puede provocar respuestas inflamatorias en el organismo.

- **Los agentes infecciosos:** también hay que tener en cuenta el factor de las infecciones. La exposición a determinados virus facilita la aparición de enfermedades autoinmunes. Un estudio publicado en 2018[3] demostró la relación que existe entre la infección por el virus de la mononucleosis infecciosa o virus de Epstein-Barr (VEB) y el desarrollo de diversas enfermedades autoinmunes, como el lupus eritematoso sistémico, la esclerosis múltiple, la poliartritis reumatoide, la artritis idiopática juvenil, la enfermedad inflamatoria intestinal, la celiaquía y la diabetes tipo 1. Por su parte, otro agente infeccioso, el citomegalovirus, podría estar implicado en las EIIC.[4]

---

3. Harley, John B., *et al.*, «Transcription factors operate across disease loci, with EBNA2 implicated in autoimmunity», *Nature Genetics* (2018).
4. Pofelski, Joanna, *et al.*, «Le cytomégalovirus et les maladies inflammatoires cryptogénétiques de l'intestin», *Gastroentérologie clinique et biologique*, vol. 31, n.º 3 (marzo de 2007), pp. 292-296.

TEST
....

¿Estás avivando el fuego de la inflamación sin saberlo?

El siguiente test te permitirá averiguar si llevas un estilo de vida que favorece la inflamación. Con él, tomarás conciencia de cuáles de tus hábitos cotidianos mantienen y aumentan el fenómeno inflamatorio. Más tarde descubrirás cuáles son las soluciones más adecuadas para tu caso.

1. **¿Consumes casi a diario alimentos o bebidas con alto contenido en azúcar, como pasteles, golosinas y refrescos gaseosos?**

   ❏ Sí   ❏ No

2. **¿Te sientes estresado, impotente o frustrado durante la mayor parte del tiempo?**

   ❏ Sí   ❏ No

3. **¿Sueles beber menos de un litro de agua al día (sin contar el café, las bebidas sin alcohol y el té y otras infusiones)?**

   ❏ Sí   ❏ No

4. **¿Consumes con poca frecuencia frutas y verduras frescas?**

   ❏ Sí   ❏ No

5. **¿Consumes varias veces por semana alimentos fritos, comida rápida y embutidos?**

   ❏ Sí   ❏ No

6. **¿Enfermas con frecuencia?**

   ❏ Sí   ❏ No

7. **¿Permaneces mucho tiempo sentada en el trabajo o en casa?**

   ❏ Sí   ❏ No

_____

8. ¿Sufres trastornos del sueño?

❏ Sí   ❏ No

9. ¿Fumas o vives/trabajas en un entorno de fumadores?

❏ Sí   ❏ No

10. ¿Haces poco ejercicio físico?

❏ Sí   ❏ No

11. ¿Sientes cansancio o sueño aunque hayas dormido muchas horas?

❏ Sí   ❏ No

12. ¿Tomas alcohol a diario?

❏ Sí   ❏ No

13. ¿Sufres de obesidad o sobrepeso?

❏ Sí   ❏ No

14. ¿Caes fácilmente en la ansiedad, la angustia o la tristeza?

❏ Sí   ❏ No

15. ¿Padeces alguna alergia o alguna sensibilidad que se manifieste de manera repentina sin motivo aparente?

❏ Sí   ❏ No

16. ¿Consumes con poca frecuencia alimentos ricos en ácidos grasos omega-3 (como sardinas, caballas, hígado de bacalao, aceite de nuez, aceite de cáñamo, chía, linaza...)?

❏ Sí   ❏ No

¿Has respondido «no» a todas las preguntas? ¡Enhorabuena! ¡Las revistas especializadas en salud deberían presentarte como modelo que seguir!

¿Has respondido «no» a al menos ocho preguntas? ¡Tienes algunas cosas que mejorar! Pero, con apenas unos ajustes, ¡podrás disfrutar de una buena salud durante mucho tiempo!

¿Has respondido «sí» a más de ocho preguntas? Es posible que aún no padezcas un trastorno crónico, pero ¡si sigues por ese camino, puedes llegar a desarrollar alguno! Todavía estás a tiempo de restablecer tu equilibrio y recuperar el bienestar. ¡No olvides que tu salud es tu mayor tesoro y tu mejor inversión en este mundo!

¿Has respondido «sí» a todas las preguntas? Puede que tu cuerpo ya se encuentre en un estado de inflamación crónica, aunque no dé signos de ello. Plantéate cambiar tu estilo de vida para reducir la inflamación.

Cuando hayas terminado de contestar a este cuestionario, tómate un tiempo para analizar tus respuestas y reflexionar sobre los cambios que deberías introducir en tu día a día. En las próximas páginas te confiaré una serie de consejos y medidas que puedes adoptar para cultivar hábitos más sanos y reducir el riesgo de mantener o desarrollar una enfermedad inflamatoria.

La inflamación crónica, en el origen de las enfermedades modernas

La inflamación crónica es la causa de numerosos problemas de salud. De hecho, está detrás de casi todas las enfermedades modernas, como la obesidad, la diabetes, la hipertensión arterial, las enfermedades cardiacas y pulmonares, la artritis, las enfermedades autoinmunes, las enfermedades neurodegenerativas e incluso el cáncer. Estas dolencias afectan a millones de personas en todo el mundo.*

«Enfermedades inflamatorias» es un término genérico que se refiere a todas aquellas enfermedades autoinmunes y estados inflamatorios crónicos en los que el sistema inmunitario —que en principio debería defendernos— puede sobrerreaccionar y volverse contra nosotros, atacando nuestros propios órganos y tejidos. Todas estas alteraciones tienen en común una inflamación crónica muy asentada en el organismo, que no remite y que puede manifestarse en forma de crisis o brotes, más o menos espaciados en el tiempo, durante los cuales los síntomas se intensifican.

Llegado el caso, este tipo de reacción inflamatoria crónica provoca disfunciones digestivas, respiratorias, articulares, intestinales, neurológicas o cutáneas. El abanico de estas patologías es sumamente amplio, variado y polimorfo. No obstante, todas estas enfermedades comparten un denominador común: la activación del sistema inmunitario. Una vez desencadenada la inflamación, se producen unos marcadores denominados «citoquinas».

Esta inflamación bien asentada y cronificada puede ser silenciosa, imposible de detectar a simple vista en el caso de ciertas patologías, o bien, en el caso de otras, ruidosa y visible, ya que provoca dolor a diario.

La inflamación crónica allana el camino a muchas enfermedades, así que resulta muy complicado abordarlas todas en este libro. A continuación nos limitaremos a recoger las dolencias inflamatorias «silenciosas» y «ruidosas» más habituales, ordenadas según las zonas y los órganos a los que afectan.

* Según un estudio publicado en 2017 por la Asociación de Personas con Enfermedades Crónicas Inflamatorias Inmunomediadas, dos millones y medio de personas en España (es decir, el 6,4 % de la población) padecen alguna enfermedad inflamatoria inmunomediada (entre ellas, la artritis reumatoide, la enfermedad de Crohn, la colitis ulcerosa, la psoriasis o el lupus): https://elpais.com/sociedad/en-tu-piel/2021-12-28/los-incontrolables-brotes-que-no-atienden-a-ninguna-ola-y-afectan-al-64-de-la-poblacion.html. *(N. de la T.)*

El impacto de la inflamación crónica en nuestro cuerpo

Cerebro: las citoquinas proinflamatorias desencadenan reacciones autoinmunes en el cerebro, que pueden desembocar en depresión, problemas de memoria, alzhéimer, etc.

Tiroides: la autoinmunidad que se produce como consecuencia de la inflamación puede reducir el número total de receptores de hormonas tiroideas y alterar el funcionamiento de estas hormonas.

Aparato cardiovascular: la inflamación del corazón y de las paredes de arterias y venas favorece la aparición de enfermedades cardiacas, ictus, hiperglucemia (diabetes) y anemia.

Hígado: la acumulación de inflamación genera un incremento de la carga tóxica en el organismo y provoca la hipertrofia del hígado.

Pulmones: la inflamación provoca reacciones autoinmunes contra las paredes de las vías respiratorias, lo cual puede traducirse en alergias o asma.

Intestinos: la inflamación crónica daña nuestra pared intestinal y conduce a problemas como la enfermedad de Crohn o la enfermedad celíaca.

Riñones: las citoquinas inflamatorias reducen el flujo de la sangre hacia estos órganos, con posibles complicaciones como edemas, hipertensión, nefritis e insuficiencia renal.

Músculos: las citoquinas inflamatorias pueden dar lugar a dolor y debilidad muscular.

Huesos: la inflamación interfiere en la capacidad natural de nuestro cuerpo para reparar la masa ósea, por lo que aumenta el número de fracturas y aparecen enfermedades como la osteoporosis.

Piel: dado que la inflamación crónica tiene efectos sobre el hígado y los riñones, provoca erupciones cutáneas, dermatitis, eccema, acné, psoriasis y arrugas.

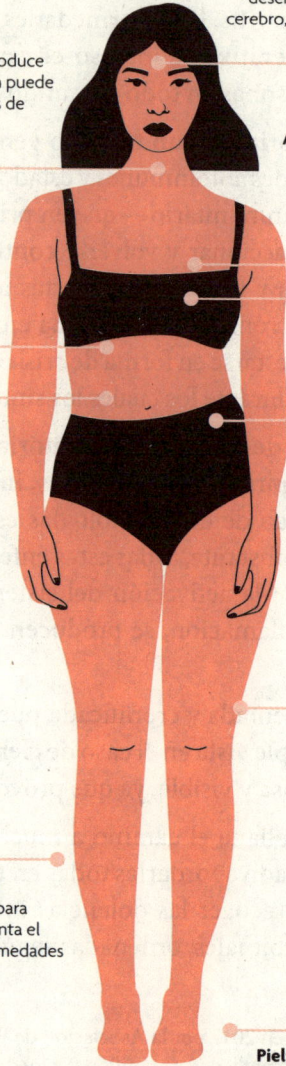

Las enfermedades inflamatorias «silenciosas»:

En el sistema nervioso

- **La esclerosis múltiple (EM)** es una enfermedad inflamatoria y neurológica crónica que afecta al sistema nervioso central. Esta dolencia autoinmune se caracteriza por la aparición de una respuesta inflamatoria en la sustancia blanca de la médula y del cerebro. En las personas que padecen EM, el sistema inmunitario toma a la mielina por un intruso, a pesar de que en realidad se trata de un elemento importante para nuestro organismo, dado que agiliza la circulación de la información en el cerebro. Esta patología se manifiesta a través de fatiga extrema, visión borrosa, dificultad para caminar, debilidad muscular y trastornos cognitivos.

- **La depresión** es una enfermedad mental duradera que puede adoptar diferentes formas (depresión estacional, depresión posparto, etc.). Incluye multitud de síntomas, tanto físicos como psíquicos y comportamentales. Algunas de sus señales de alarma son la alteración del estado de ánimo acompañada de un cambio en el comportamiento y en la personalidad, la pérdida de energía, el abatimiento, la falta de confianza en uno mismo, los pensamientos suicidas y los trastornos del sueño.

  La depresión tiene claramente un origen inflamatorio, ya que una inflamación persistente puede perturbar el funcionamiento del cerebro hasta inflamarlo y desencadenar así esta enfermedad.

- **El alzhéimer** es una enfermedad neurodegenerativa que avanza a un ritmo lento pero constante y que afecta a las células nerviosas de determinadas zonas del cerebro. A medida que pasa el tiempo, las funciones superiores del aprendizaje, la memoria, el lenguaje, el movimiento o el reconocimiento pueden alterarse. La inflamación crónica favorece el desarrollo del alzhéimer: no en vano, antes de que esta enfermedad dé la cara, la inflamación silenciosa provoca la muerte progresiva de las neuronas, lo que favorece la demencia y el estrechamiento de ciertas áreas cerebrales.

- **El párkinson** consiste en la destrucción de las neuronas implicadas en el control de los movimientos, en concreto las neuronas dopaminérgicas, cuya alteración provoca en el cerebro una reacción inflamatoria que a su vez desencadena síntomas como los temblores en estado de reposo, la lentitud de movimientos y la rigidez.

En el páncreas

• **La diabetes** es una enfermedad crónica relacionada con la insulina, hormona que regula la concentración de azúcar en la sangre. Existen dos grandes tipos de diabetes: la diabetes tipo 1 (insulinodependiente) y la diabetes tipo 2 (no insulinodependiente).

En la diabetes tipo 1, que es una enfermedad autoinmune, el páncreas no consigue producir suficiente insulina, así que los pacientes tienen que inyectársela para que la glucosa entre en las células y pueda utilizarse como fuente de energía. Cuando no hay suficiente insulina, la glucosa acaba acumulándose en la sangre y provoca una hiperglucemia, cuyos síntomas son la sed, el cansancio y el aumento de la producción de orina. A largo plazo, la hiperglucemia puede dañar los ojos, los riñones, los nervios, los vasos sanguíneos y el corazón.

La diabetes tipo 2 aparece cuando el organismo no utiliza correctamente la insulina para reducir el nivel de azúcar en sangre. Esta variante suele deberse al sobrepeso y a un estilo de vida demasiado sedentario. Sus síntomas son parecidos a los de la diabetes tipo 1, pero se manifiestan con menos intensidad y, además, a veces tardan años en detectarse. Con el tiempo, esta patología afecta a los tejidos del organismo y aumenta el riesgo de desarrollar enfermedades cardiovasculares, lesiones oculares y alteración del sistema nervioso.

La inflamación tiene un papel fundamental en la aparición y el desarrollo de las diabetes tipo 1 y 2. De hecho, las moléculas proinflamatorias (las citoquinas) provocan cascadas inflamatorias: las células del sistema inmunitario (los macrófagos) se disponen en el tejido del páncreas y producen estas famosas moléculas proinflamatorias en cantidades excesivas, lo que favorece la destrucción de las células productoras de insulina. Este proceso inflamatorio está en el origen de la diabetes.

En el sistema cardiovascular

• **Las enfermedades cardiovasculares**, como el infarto, la arteriosclerosis, la arritmia, la angina de pecho y los ictus, se ven favorecidas por la inflamación crónica: las personas que padecen una enfermedad de tipo inflamatorio tienen una mayor probabilidad de desarrollar una patología cardiovascular, porque el proceso de la inflamación provoca la formación, en las grandes arterias, de placas de ateroma, depósitos de grasa que las obstruyen y, en consecuencia, obstaculizan la circulación de la sangre y limitan el aporte de oxígeno a los órganos. Poco a poco, este proceso genera una alteración orgánica en todo el organismo.

En todos los sistemas

- **La obesidad** es una enfermedad sistemática e inflamatoria crónica que cada vez afecta a más personas. Esta patología puede aumentar el riesgo de desarrollar problemas cardiovasculares o musculares, determinados tipos de cáncer y resistencia a la insulina. En las personas obesas, el tejido adiposo se encuentra inmerso en un entorno proinflamatorio. Una vez desencadenada la inflamación, la presencia de macrófagos en este tejido contribuye a un notable incremento de la producción de las moléculas inflamatorias, que favorecen el crecimiento de esta grasa, la cual, a su vez, crea más moléculas proinflamatorias. En definitiva, la obesidad se retroalimenta a través del fenómeno inflamatorio.

  Esta enfermedad es multifactorial, porque depende al mismo tiempo de factores genéticos, medioambientales y sociales.

- **El cáncer** es la principal causa de mortalidad en Francia.* En realidad, no se trata de una enfermedad, sino de una familia de enfermedades que se caracteriza por una proliferación anómala de células en un tejido. La inflamación crónica es un terreno abonado para el desarrollo del cáncer, ya que genera las condiciones adecuadas para que las células cancerosas se multipliquen. El cáncer aprovecha la inflamación para crear un microambiente propio que favorezca su expansión. De hecho, la inflamación facilita no solo el crecimiento del tumor, sino también la aparición de metástasis (es decir, de tumores que se propagan).

Las enfermedades inflamatorias «ruidosas»:

En el intestino

Las enfermedades inflamatorias intestinales crónicas (EIIC) son patologías de carácter crónico que provocan importantes trastornos de la

* Según los datos del Instituto Nacional de Estadística correspondientes al año 2019, en España el cáncer es la primera causa de muerte más frecuente entre la población masculina, por delante de las enfermedades cardiovasculares, y la segunda causa de muerte entre las mujeres, por detrás de las enfermedades cardiovasculares: https://www.ine.es/ss/Satellite?L=es_ES&c=INESeccion_C&cid=1259926722525&p=%5C&pagename=ProductosYServicios%2FPYSLayout&param1=PYSDetalle&param3=1259924822888). *(N. de la T.)*

absorción de los nutrientes, dolor abdominal, diarreas con sangre, fatiga y pérdida de peso.

Las enfermedades inflamatorias intestinales crónicas son principalmente de dos tipos:

• **La enfermedad de Crohn**, que afecta al tramo final del intestino, al colon y, en ocasiones, a la región anal.

• **La rectocolitis hemorrágica o colitis ulcerosa**, que se limita a la zona del recto y del colon.

En condiciones normales, el sistema inmunitario digestivo tolera bien la microbiota intestinal, formada por unos cien billones de bacterias. Sin embargo, en las enfermedades inflamatorias crónicas del intestino surge un conflicto entre el sistema inmunitario digestivo y esta microbiota: la respuesta inmunitaria es excesiva, por lo que se desencadena la inflamación y aparecen una serie de lesiones.

En el aparato locomotor o sistema musculoesquelético

• **La artrosis** es una enfermedad articular muy frecuente. Se trata de un fenómeno inflamatorio y degenerativo en las articulaciones que se manifiesta a través de dolores mecánicos, hinchazón y rigidez, que, con el tiempo, acaban produciendo deformaciones articulares. Las zonas más afectadas son las rodillas, las caderas, las manos, los hombros y la columna vertebral. El sobrepeso, la falta de actividad física o, por el contrario, la práctica intensiva de determinados deportes, la carga de objetos pesados, una alimentación desequilibrada y la edad avanzada son factores que favorecen el desarrollo de esta enfermedad.

• **Los reumatismos inflamatorios crónicos (RIC)** son un conjunto de diversas patologías. Las más frecuentes son la poliartritis reumatoide y la espondilitis anquilosante. Estas enfermedades autoinmunes, que se producen debido a una disfunción del sistema inmunitario, están ligadas a reacciones inflamatorias y degenerativas de las articulaciones y los tejidos blandos del aparato locomotor.

La espondilitis anquilosante se caracteriza por una inflamación de las articulaciones de la columna vertebral y la pelvis. Con el tiempo, este proceso inflamatorio limita la movilidad de las articulaciones intervertebrales, de los discos intervertebrales y de los ligamentos, lo que dará lugar a rigidez y osificación. Las personas que padecen esta patología también pueden sufrir inflamación en los brazos, en las piernas, en los ojos y en los intestinos.

La poliartritis reumatoide, por su parte, es una enfermedad reumática que genera una inflamación en las articulaciones periféricas (manos y pies): el cartílago se erosiona, el hueso se desmineraliza y los tendones y los ligamentos pueden romperse.

Otros reumatismos inflamatorios crónicos son el reumatismo psoriásico, el síndrome de Gougerot-Sjögren, la artritis idiopática juvenil y el lupus sistémico.

– El reumatismo psoriásico se caracteriza por una inflamación de las articulaciones ligada a la psoriasis.

– El síndrome de Gougerot-Sjögren se manifiesta a través de dolores articulares y/o musculares, acompañados de sequedad de la piel y de las mucosas.

– El lupus presenta síntomas variados: puede afectar a las articulaciones, a la piel, a los riñones, a las células sanguíneas y al corazón.

• **La fibromialgia** es una patología compleja, que se caracteriza por la aparición de dolores musculares difusos y crónicos, además de fatiga y trastornos del sueño. Las personas afectadas por esta enfermedad se quejan de sentir dolores constantes en todo el cuerpo (sobre todo en el cuello, los hombros, los brazos, la pelvis y las rodillas). Aseguran que la sensación es parecida a la de una quemadura o una picadura, y que a menudo va acompañada de entumecimiento u hormigueos.

En el aparato reproductor

• **La endometriosis** es una enfermedad crónica que afecta a una de cada diez mujeres en edad reproductiva. Consiste en el crecimiento, fuera de la cavidad uterina, de tejidos similares al endometrio. Estas células endometriales pueden adherirse de manera anárquica a diferentes órganos, sobre todo los ovarios, las trompas de Falopio, el peritoneo, el diafragma, los intestinos, la vejiga, los uréteres y, en los casos más graves, el cerebro y los pulmones. Debido a esta presencia de tejido del endometrio fuera del útero, el sistema inmunitario responde generando una reacción inflamatoria. Esta patología puede ser asintomática, pero lo habitual es que las mujeres que la padecen sufran dolores pélvicos incapacitantes durante la regla y fuera de ella y que presenten problemas de fertilidad. Se trata de una enfermedad inflamatoria crónica y multifactorial, que tiene su origen en la combinación de factores hereditarios, hormonales y ambientales.

En la piel

- **La dermatitis atópica** es una enfermedad inflamatoria crónica de la piel que conlleva sequedad cutánea, rubor, picor intenso y aparición de pequeñas vesículas, exudado y costras. Se da sobre todo en lactantes y niños, pero también puede afectar a adolescentes y adultos. Se trata de una dolencia crónica que fluctúa a lo largo del tiempo, con brotes y remisiones, y que, «normalmente», se cura sola a medida que se crece. Este tipo de eccema puede responder a varias causas: el factor hereditario, los alérgenos (alimentos, polen, ácaros, hongos, restos de descamación de animales, polvo, etc.), ciertos productos de uso cotidiano (jabones, lejías, etc.), el roce con materiales textiles (tejidos sintéticos, lana, etc.), el estrés, la sudoración o la sequedad del entorno. En condiciones normales, la piel constituye una barrera de protección, como un muro de ladrillo estanco, pero en el caso del eccema este muro de ladrillo se vuelve poroso, así que los alérgenos y las sustancias irritantes pueden atravesarlo fácilmente y provocar una reacción inflamatoria cutánea.

- **La psoriasis** es una de las afecciones dermatológicas más frecuentes. Produce gruesas placas inflamatorias en la piel, que pueden provocar picor y descamarse en determinadas zonas, como los codos, las rodillas o el cuero cabelludo. En función del lugar en el que se localicen, esas placas incluso llegan a resultar molestas y dolorosas. Esta enfermedad inflamatoria de la piel, que, en cualquier caso, no es contagiosa, ataca alternando las fases muy intensas con las fases de mejoría. Su origen aún no se ha identificado, pero se sabe que los antecedentes familiares tienen un peso importante en ella, ya que el 40 % de los pacientes que la padecen[5] cuentan en su familia con una o varias personas que también presentan esta patología.

En los pulmones

- **El asma** es una patología inflamatoria crónica de los bronquios. Se trata de una de las enfermedades más habituales en la infancia, pero

---

5. Association France Psoriasis.

también los adultos pueden sufrirla. Esta inflamación permanente de las vías aéreas provoca crisis con presencia de pitidos, tos frecuente, ahogos, fatiga, falta de aliento y malestar cuando se realizan esfuerzos. El asma se produce en parte por factores hereditarios, pero también por factores del entorno, como el polen, los ácaros, el pelo de los animales, los hongos, los productos químicos domésticos, el tabaco, etc.

Análisis biológicos para detectar la inflamación crónica

Aun cuando sea difícil evaluar el alcance y la intensidad de la inflamación crónica en nuestro organismo, existen marcadores biológicos que permiten detectarla. Algunos de ellos aparecen en los exámenes de sangre clásicos, pero para otros hay que recurrir a pruebas de carácter preventivo, realizadas en un laboratorio de biología nutricional y funcional. Ten en cuenta, en cualquier caso, que los resultados de un análisis de sangre, si no van acompañados de más datos, no sirven por sí solos para establecer un diagnóstico, especialmente porque pueden variar en función de las técnicas que haya aplicado el laboratorio en cuestión. Por eso es importante que consultes a médicos y demás profesionales de la salud para que hagan un análisis general de tu estado, lo cotejen con los valores de tus muestras biológicas y confirmen o descarten si en tu caso existe un fenómeno inflamatorio crónico.

A continuación encontrarás los principales marcadores clásicos que indican la existencia de una inflamación de bajo grado y que se miden mediante análisis clínicos de sangre en un laboratorio especializado:

- **La velocidad de sedimentación (VS):** se trata de la velocidad a la que las células sanguíneas se sedimentan y se precipitan en el fondo de un tubo de ensayo colocado de forma vertical. La VS en la primera hora es inferior a 8 mm/h. En la segunda hora, es inferior a 20 mm/h. Una velocidad de sedimentación elevada es un signo de una importante inflamación en el organismo. De hecho, la mayoría de las personas que padecen alguna enfermedad inflamatoria crónica presentan una alta tasa de sedimentación.
- **La proteína C reactiva ultrasensible (PCR-us):** esta proteína, producida por el hígado, aparece en la sangre cuando el organismo presenta inflamación. Es un marcador biológico fiable incluso en los estadios

tempranos de la reacción inflamatoria: los niveles de PCR en sangre aumentan rápidamente unas horas después del inicio de la inflamación y van fluctuando según la evolución de esta. En condiciones normales, la proteína C reactiva debe ser inferior a 6 mg/l. Un valor superior a 6 mg/l puede indicar la existencia de una infección o de una patología inflamatoria.

Hay que tener en cuenta, no obstante, que los niveles de PCR son más altos entre las mujeres embarazadas y las personas que han practicado una actividad física intensa en las últimas cuarenta y ocho horas.

• **La ferritina:** la medición de esta proteína permite determinar las reservas de hierro de las que dispone nuestro organismo. Por lo general, en los hombres se encuentra en niveles de entre 20 y 300 mg/l, y en las mujeres, en niveles de entre 20 y 200 mg/l. Cualquier inflamación en el organismo va acompañada de un incremento de la ferritina, así que un índice alto de esta proteína en la sangre puede indicar la existencia de una enfermedad inflamatoria.

• **La electroforesis de proteínas séricas:** este análisis, que identifica y cuantifica las proteínas séricas, permite confirmar la existencia de ciertas enfermedades inmunitarias, así como de numerosos síndromes inflamatorios agudos y crónicos. Un incremento de los niveles de alfa-1 globulinas y de alfa-2 globulinas puede indicar la presencia de una enfermedad inflamatoria.

• **La cuantificación de citoquinas:** las citoquinas, como IL-1β, IL-6 o TNFα, son sustancias proinflamatorias que segregan los linfocitos y los macrófagos. Si su nivel es elevado, es posible que sea por una intensa actividad de estas células debido a una inflamación.

• **La vitamina D:** contribuye a la regulación de los procesos inflamatorios. De hecho, cuando hay una carencia de esta vitamina, aumenta el riesgo de desarrollar una enfermedad inflamatoria.

También puedes someterte a análisis biológicos en un laboratorio de biología nutricional y funcional para comprobar si corres el riesgo de desarrollar una patología inflamatoria. En tal caso, se examinaría lo siguiente:

• **El perfil de ácidos grasos eritrocitarios:** este examen preventivo de la sangre permite determinar la distribución de las grasas y detectar carencias o excesos de determinados ácidos grasos. A partir de este dato, se puede calcular el nivel de inflamación que presenta tu organismo.

- **El perfil de estrés oxidativo:** este análisis preventivo, que determina el estrés oxidativo al que está sometido tu cuerpo, evalúa el riesgo de que desarrolles, en un futuro más o menos cercano, una enfermedad inflamatoria.

- **La zonulina y la LBP:** existe una correlación entre la hiperpermeabilidad intestinal y las enfermedades inflamatorias crónicas. Los marcadores zonulina y LBP permiten evaluar el nivel de hiperpermeabilidad del intestino delgado y del colon, respectivamente. La zonulina es una proteína secretada por la mucosa intestinal que regula la permeabilidad del intestino a través de las uniones estrechas. La LBP, por su parte, es una proteína de unión[6] a los lipopolisacáridos bacterianos. Unos niveles elevados de zonulina y de LBP indican que nuestro intestino es permeable.

---

6. Proteína que presenta una afinidad con el ADN.

Más información sobre...

La hiperpermeabilidad intestinal: el síndrome del «intestino con fugas»

¡Nuestro intestino puede convertirse en un verdadero colador! En ese caso, perderá su capacidad de selección y dejará de actuar como un filtro natural, ya que permitirá que las moléculas de gran tamaño atraviesen su pared. Este problema no es en modo alguno inofensivo, porque las grandes moléculas complejas, consideradas «antigénicas», pueden acabar pasando a la sangre y estimulando el sistema inmunitario, lo cual tendrá consecuencias a largo plazo en todo nuestro organismo y favorecerá los terrenos inflamatorios, alérgicos o autoinmunes. Fuera de esta situación de hiperpermeabilidad, lo cierto es que, en condiciones normales, nuestro intestino es permeable. Su permeabilidad se controla mediante una proteína que fabrica el organismo y que se denomina «zonulina». Bajo la acción de ciertos factores del entorno, como las bacterias, las toxinas bacterianas, la caseína o la gliadina (una de las proteínas presentes en las semillas del trigo), esta zonulina, fundamental para nuestra salud, puede alcanzar niveles excesivos y fomentar así la hiperpermeabilidad intestinal.

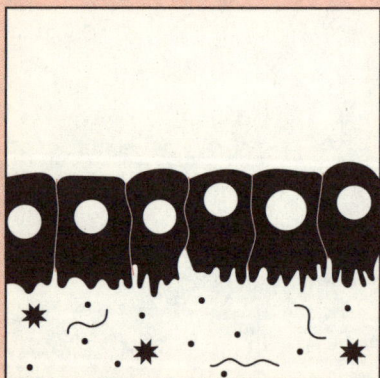

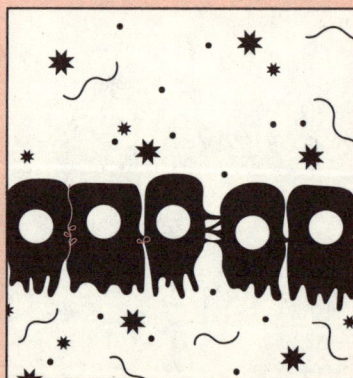

Los tratamientos alopáticos de la inflamación crónica

Dado que la inflamación se encuentra en el corazón mismo de todas las dolencias conocidas como «enfermedades de la civilización», investigar y desarrollar soluciones terapéuticas con efectos antiinflamatorios constituye en la actualidad un reto fundamental para la medicina alopática.

Hoy en día se proponen tres tipos de tratamientos para la inflamación crónica: los sintomatológicos, los de fondo y los locales.

Los tratamientos sintomatológicos

Existen dos clases fundamentales de antiinflamatorios.

- **Los antiinflamatorios esteroideos**, conocidos también como «corticoides», son derivados del cortisol y la cortisona. Están indicados en caso de una intensa reacción inflamatoria, fundamentalmente en el contexto de enfermedades inflamatorias crónicas, como las de carácter autoinmune.

- **Los antiinflamatorios no esteroideos (AINE)** son medicamentos que también actúan contra la inflamación y el dolor. El más conocido de todos ellos es el ibuprofeno.

Para reducir el dolor, además de antiinflamatorios se pueden tomar, en paralelo, medicamentos antiálgicos. En cualquier caso, hay que tener en cuenta que ninguno de estos tratamientos sintomatológicos modifica el curso de la enfermedad, pues no actúan sobre su causa, sino sobre sus síntomas.

Los tratamientos de fondo

Estos tratamientos se administran durante amplios periodos para frenar la evolución de la patología a largo plazo. Por ejemplo, en el caso de las enfermedades autoinmunes, se pueden recomendar las bioterapias para mejorar la calidad de vida del paciente gracias al alivio del dolor, la reducción de la inflamación y la ralentización de la aparición de lesiones. Estos tratamientos, fabricados a partir de organismos vivos (levaduras, bacterias, células animales, etc.), preparan al sistema inmunitario para que distinga entre lo que es beneficioso y lo que es perjudicial para el organismo y reducir así (o incluso detener) los procesos inflamatorios no justificados. Existen diferentes tipos de bioterapias, como, por ejemplo, los anti-TNFα, que inactivan la sustancia proinflamatoria TNFα; los antilinfocitos, que actúan sobre los glóbulos blancos (los linfocitos T y los linfocitos B), que generan reacciones inflamatorias, y también los antiinterleuquinas, que bloquean la actividad de dos citoquinas proinflamatorias (las interleuquinas 1 y 6). Estos tratamientos requieren un mayor control por parte de los médicos, ya que pueden dar lugar a importantes efectos secundarios.

Los tratamientos locales

En función del tipo de patología, es posible que sea necesario recurrir a tratamientos locales, como la infiltración de corticoides o la cirugía, para aliviar el dolor o evitar posibles deformaciones.

Sin embargo, hay que ser consciente de que, aunque estos tratamientos mejoren de forma momentánea la calidad de vida, no son más que un parche, ya que no actúan sobre la raíz de la alteración. Lo importante es ir al origen profundo, porque todo síntoma no es más que el reflejo de un desequilibrio del organismo. Además, algunos de los medicamentos que se proponen como solución pueden provocar una obstrucción en el cuerpo y desencadenar efectos secundarios perjudiciales a medio y largo plazo, ya que mantienen el estado inflamatorio.

Las medicinas complementarias, a nuestro rescate

La medicina convencional ofrece varias soluciones en forma de medicamentos para combatir los síntomas propios de la inflamación crónica. El problema es que, a medio y largo plazo, provocan irremediablemente efectos sobre nuestra salud. Por suerte, también existen numerosas medicinas complementarias que brindan remedios naturales eficaces para prevenir y aliviar la inflamación crónica, gracias a que reequilibran el organismo; pero, por supuesto, debe mantenerse en todo momento un seguimiento por parte de los profesionales de la medicina convencional.

La naturopatía

La naturopatía, a la que la Organización Mundial de la Salud (OMS) reconoce como la tercera medicina tradicional, junto con la medicina china y el ayurveda, complementa la medicina alopática. Propone un planteamiento preventivo con el objetivo de recobrar una salud óptima, empleando para ello una serie de técnicas naturales con las que se brinda al cuerpo los medios que necesita para recuperar sus fuerzas vitales y curarse a sí mismo. Esas técnicas son la alimentación, la actividad física, las técnicas de relajación, la hidroterapia, las terapias manuales, la reflexología, las técnicas de respiración, la fitoterapia combinada con la aromatología y las terapias energéticas y vibracionales. La naturopatía acompaña al cuerpo y al terreno, en lugar de limitarse a actuar sobre el síntoma, que no es más que el reflejo de un desajuste. Esta medicina profunda alivia los efectos de las enfermedades inflamatorias crónicas y corrige el desequilibrio, afanándose por identificar el origen de este desorden.

Más información sobre...

El terreno en la naturopatía

El terreno es el conjunto de parámetros biológicos, psíquicos, emocionales y energéticos que caracterizan a una persona en un momento dado. Permite a los naturópatas comprender cómo funciona el paciente y entender sus necesidades y predisposiciones patológicas, lo cual les permitirá ofrecerle un asesoramiento adecuado y personalizado.

La acupuntura

La medicina tradicional china considera la inflamación crónica como un «fuego» patológico al calor del cual aparecen multitud de enfermedades. La acupuntura es una terapia alternativa que favorece el restablecimiento de la homeostasis y la regeneración de los tejidos dañados. Es sumamente eficaz a la hora de inhibir la reacción inflamatoria y aliviar el dolor crónico, porque, mediante la estimulación de una serie de puntos, reduce el nivel de proteínas proinflamatorias en el organismo.

La quiropráctica

Este método, que se basa en la manipulación manual, es una técnica natural, preventiva y curativa. Permite frenar el avance de numerosos trastornos que pueden desencadenar inflamación, y la contrarrestan mejorando la función biomecánica y equilibrando el sistema nervioso. Gracias a la quiropráctica, el estrés mecánico desaparece y los sistemas endocrino e inmunitario se refuerzan.

La reflexología

Esta práctica natural de bienestar, que se puede aplicar en pies o en manos, utiliza el proceso de autocuración del cuerpo. Para ello, activa o inhibe diferentes sistemas orgánicos tocando las zonas reflejas que se corresponden con los síntomas sufridos. También actúa sobre el dolor y el cuadro clínico inflamatorio.

La hipnosis

Esta práctica terapéutica, que altera el estado de conciencia, es eficaz para combatir la inflamación y el dolor crónico, ya que estimula el nervio vago, un aliado esencial para nuestra salud, con un amplio efecto antiinflamatorio.

La kinesiología

Se trata de una práctica psicofísica que, según el tono de los músculos, identifica los factores que generan bloqueos y estrés en el plano físico, mental, emocional y energético. Gracias a una serie de pruebas musculares precisas, el kinesiólogo localiza el origen del desequilibrio. De ese modo, puede actuar sobre los dolores agudos, crónicos e inflamatorios, aplicando protocolos que actúan sobre los pulsos chinos, los puntos neurolinfáticos y los meridianos energéticos.

Los masajes

Permiten regular la homeostasis, aliviar el dolor y reducir la inflamación. No en vano, las terapias manuales activan genes con propiedades antiinflamatorias en el interior de las células musculares, disminuyen los niveles de las hormonas del estrés y aumentan los de los neurotransmisores que combaten la depresión (la serotonina) y la ansiedad (la dopamina), que en las personas afectadas por una inflamación crónica suelen ser bajos.

Más información sobre...

La homeostasis

«La homeostasis es el equilibrio dinámico que nos mantiene vivos.» Claude Bernard

La homeostasis es un proceso de regulación que permite conservar el estado de equilibrio interior en nuestro organismo. De acuerdo con este principio, si, en ausencia de alteraciones, a cualquier cuerpo desequilibrado se le deja actuar por sí mismo, recobrará de manera espontánea el equilibrio, es decir, la plena salud física, psíquica y emocional, a través de una serie de procesos reguladores (como, por ejemplo, la temperatura, la presión arterial, el nivel de azúcar en sangre o el pH plasmático).

2. HACIA UN TRATAMIENTO INTEGRAL Y NATURAL

.....

Como ya habrás comprendido, la inflamación crónica es dañina para nuestro organismo, ya que rompe el equilibrio del sistema inmunitario y provoca trastornos crónicos e incluso patologías. Cuando una inflamación se cronifica, restablecer el equilibrio es verdaderamente crucial para nuestra salud.

Nuestro cuerpo es un maravilloso templo, que conoce todas las soluciones necesarias para regenerarse. Si eliminamos todos los elementos perturbadores que impiden su normal funcionamiento y dejamos que ejecute adecuadamente todos sus procesos de regulación (por ejemplo, a través de la temperatura, la presión arterial, los niveles de azúcar en sangre o el pH plasmático) sin ponerles trabas, el organismo recuperará su equilibrio interno y, por tanto, su plena salud. Para ello, es fundamental trabajar con un enfoque holístico, cuidando tanto el interior como el exterior. Si introduces cambios en tu estilo de vida, tanto en el plano físico como en el emocional y en el psicológico, reducirás la inflamación y experimentarás una clara mejoría en tus síntomas.

El objetivo que persigo con este libro es ofrecerte una serie de consejos básicos que puedas aplicar de forma autónoma para retomar el control sobre tu salud.

Al convertirte en parte activa, todo tu ser se verá beneficiado. ¡Brillarás desde tu interior y alcanzarás un bienestar óptimo!

«La fuerza que se encuentra en cada uno de nosotros es nuestro mejor médico.»

Hipócrates, siglos v-iv a. C.

Más información sobre...

¿Qué significa «holístico»?

Este término, que deriva del griego *holos* (que significa «entero»), se corresponde con una idea global del ser humano que abarca todos sus aspectos y las interacciones entre sus diferentes planos. Se trata del concepto más importante de la naturopatía: todos los terapeutas de las medicinas tradicionales siempre han tenido muy claro que existe una relación entre los sufrimientos del alma y los males del cuerpo. La naturopatía propone un planteamiento holístico, es decir, explora todos los aspectos del individuo en cada dimensión del ser: física, energética, emocional, mental, espiritual, social y medioambiental.

Restablece el equilibrio inmunitario ofreciéndole a tu cuerpo aquello que necesita

Adoptar una dieta antiinflamatoria

«Que el alimento sea tu medicina y tu medicina, tu alimento.»

Hipócrates

La alimentación es nuestra primera medicina. Nos ayuda a gozar de mejor salud y de una buena vitalidad, y se trata de una de las herramientas más eficaces para prevenir las enfermedades. Comer de forma sana es invertir en salud para recuperar el equilibrio interior y evitar, llegado el caso, gastar dinero en terapias y medicamentos.

Nuestra alimentación influye claramente en el estado inflamatorio de nuestro organismo. De hecho, «los médicos aprenden que uno de los mejores remedios para reducir la inflamación no se encuentra en el botiquín, sino en el frigorífico», según informa un texto revisado en noviembre de 2018 de la página web de la Harvard Medical School (Facultad de Medicina de Harvard), que añade: «Siguiendo una dieta antiinflamatoria, es posible combatir definitivamente la inflamación».

¡Adoptar una alimentación antiinflamatoria es una clave fundamental para aumentar nuestro bienestar! A continuación encontrarás las reglas de oro para dejar de avivar el fuego de la inflamación en tu organismo:

Aumentar el contenido micronutricional de tus platos

Para que el cuerpo humano funcione de forma natural —es decir, para que goce de plena salud—, es importante aportarle una serie de materiales imprescindibles: los macronutrientes y los micronutrientes.

Macronutrientes	Micronutrientes
Proteínas/prótidos	Vitaminas: A, C, D, E, K, B_1, B_2, B_3, B_5, B_6, B_8, B_9, B_{12}
Lípidos	Minerales: calcio, potasio, magnesio, sodio, fósforo...
Hidratos de carbono	Oligoelementos: yodo, hierro, flúor, zinc, cobre, cromo, selenio, manganeso
	Polifenoles: flavonoides y no flavonoides
	Ácidos grasos poliinsaturados: omega-6 y omega-3.
	Aminoácidos esenciales: histidina, isoleucina, leucina, lisina, metionina, fenilalanina, treonina, triptófano, valina
	Prebióticos y probióticos (consulta la página 75)

Aunque los macronutrientes son fundamentales, en la vida cotidiana nuestro cuerpo también necesita enormes cantidades de micronutrientes para mantener el equilibrio ácido-base de la sangre, reconstruir y regenerar los tejidos y garantizar el correcto funcionamiento del sistema nervioso. Si no le aportamos estos micronutrientes cada día y de manera adecuada, nuestro organismo será incapaz de cumplir sus funciones. Por desgracia, es habitual que la alimentación desequilibrada, el ritmo de vida frenético y el estrés permanente nos impidan contar con estos materiales indispensables. Además, los alimentos ultraprocesados y el uso de productos químicos para proteger o tratar las plantas han supuesto una importante merma del contenido micronutricional de nuestra dieta. De hecho, desde que se emplean pesticidas y fungicidas, se ha iniciado un proceso de destrucción de la vida del suelo y del contenido mineral global de las plantas. Si los vegetales ya no absorben minerales, los alimentos que consumimos (frutas, verduras y también animales que comen hierba) carecen de materia mineral. Por otra parte, los pesticidas y los fungicidas alteran nuestra microbiota intestinal, lo cual daña nuestra inmunidad y nuestra capacidad de asimilar nutrientes.

Hay que tener en cuenta que, antes de la Segunda Guerra Mundial, nuestros abuelos y bisabuelos comían productos cien por cien ecológicos y casi cien por cien locales. Nada se procesaba ni se envasaba en plástico. Hoy en día, en cambio, los alimentos procesados y ultraprocesados deterioran nuestra salud y favorecen la inflamación.

Más información sobre...

¿Qué alimentos son ricos en micronutrientes biodisponibles?

La biodisponibilidad de un alimento es la cantidad de vitaminas, minerales y oligoelementos que pueden ser absorbidos y utilizados por el organismo.

Poseen abundantes micronutrientes biodisponibles las frutas; las verduras (especialmente si se toman en forma de zumos); los productos animales de calidad, procedentes de ejemplares alimentados con pasto y criados en condiciones éticas; los pseudocereales como el trigo sarraceno, el amaranto y la quinoa, y las semillas oleaginosas (nueces, almendras, pipas de girasol...). En el caso de estas últimas, es imprescindibles ponerlas previamente en remojo, porque contienen ácido fítico, que es un inhibidor de enzimas que dificulta la digestión y la asimilación de los principios activos de estos alimentos. Cuando las semillas se mojan, se activa su proceso de germinación, lo cual elimina este inhibidor de enzimas, favorece la digestión de las oleaginosas y facilita la absorción de sus nutrientes por parte del organismo.

Para cuidar nuestra salud, debemos consumir alimentos cuyo contenido micronutricional sea alto y se encuentre biodisponible, es decir, que estén poco procesados, sean de producción local y ecológica y contengan abundantes micronutrientes que nuestro organismo pueda absorber y asimilar con facilidad.

Más información sobre...

Mis utensilios de cocina favoritos

• **Mi batidora:** es un robot ideal para preparar cremas untuosas tipo *velouté*, purés, pasta elaborada a partir de verduras o masas de repostería.

• **Mi robot multifunción:** para pelar, rallar, exprimir cítricos, batir o elaborar bases de galleta para tartas de queso.

• **Mi vaporera de acero inoxidable:** ¡la uso en mi día a día cada vez que necesito cocer y calentar! Cuece los alimentos a fondo, pero sin superar en ningún momento la temperatura de 95 °C, lo que permite preservar al máximo sus vitaminas y minerales. Además, la grasa perjudicial, las toxinas y los pesticidas presentes en la superficie de los alimentos se quedan en el agua de cocción.

• **Mi licuadora:** los zumos de verduras frescas son ideales para bajar la inflamación, porque constituyen verdaderos elixires de vida para nuestro organismo. Para cargar mis reservas de vitaminas, enzimas y minerales, consumo con regularidad zumos verdes.

Comer de forma consciente y masticar bien

¿Te tomas el tiempo necesario para comer de forma consciente y masticar con tranquilidad, lejos de la televisión, la radio, el ordenador o el móvil? Estos dos gestos clave, sencillos pero fundamentales, ayudan a reducir la inflamación crónica. De hecho, la masticación es el momento más importante de nuestra digestión: esta acción mecánica nos permite cortar los alimentos en trozos pequeños. Cuando no completamos bien esta etapa, las bacterias tienen que encargarse de los residuos no troceados y no absorbidos, lo cual genera procesos de fermentación y putrefacción que favorecerán la inflamación. Es vital dedicar al menos veinte minutos a cada comida para que el organismo pueda activar la sensación de saciedad y digerir correctamente los alimentos. Para ralentizar el ritmo, puedes dejar los cubiertos en el plato entre bocado y bocado o masticar al menos veinte veces cada trozo de comida antes de tragarlo, por ejemplo.

Hacerte tus propias comidas

Al cocinar nos damos cuenta de lo que comemos, lo cual nos permite limitar la cantidad de alimentos procesados que consumidos y recortar la dosis de sal, azúcar y aditivos. Así evitaremos los platos procesados y ultraprocesados, que son una fuente reconocida de inflamación.

Incluir grandes cantidades de frutas y verduras en nuestro día a día

¡Ni una comida sin verduras! Estos ingredientes nos proporcionan nutrientes necesarios para mantener la salud y también contienen potentes antioxidantes, que combaten la inflamación y ralentizan el envejecimiento. Además, sus abundantes fibras nos ayudan a sentir saciedad antes, a ir al baño con más regularidad y a mantener unos niveles de glucosa más estables.

También es importante consumir al menos una o dos raciones de fruta (en todas sus formas) al día, que nos aportarán azúcares sanos, vitaminas, minerales, oligoelementos, fibra y antioxidantes, imprescindibles para la salud.

Si quieres potenciar más aún el efecto antiinflamatorio de tus comidas, condimenta tus alimentos con hierbas aromáticas y especias como la albahaca, la menta piperita, la cúrcuma y el jengibre. Por último, no olvides dar siempre máxima prioridad a los alimentos procedentes de la agricultura ecológica para reducir tu exposición a los productos químicos tóxicos y a los pesticidas.

Evitar las mezclas complicadas

¡Cuantas menos combinaciones inapropiadas, mejor será tu digestión!

Hay que tener en cuenta que cada nutriente de un alimento se digiere de una forma distinta. De hecho, nuestro aparato digestivo juega con varios factores:

• El tiempo de digestión.

• La energía que es necesario movilizar para digerir determinados alimentos.

• El medio ácido-base digestivo: en cada etapa de la digestión se requiere un determinado pH, ácido o alcalino. Por ejemplo, el pH de la boca es alcalino; el del estómago, muy ácido; el del duodeno, neutro, y el de los intestinos varía según los tramos. Pues bien, cada categoría de alimentos (proteínas, lípidos, hidratos de carbono) se digiere en una zona u otra del organismo en función de si requiere un medio ácido o alcalino. Por ejemplo, las proteínas (que se encuentran en los huevos, la carne, el pescado, las legumbres, etc.) se digieren en el estómago; los hidratos de carbono (patatas, boniatos, cereales, etc.) empiezan a digerirse en la boca y, a continuación, tras pasar por el estómago, continúan degradándose en el intestino delgado; por último, las grasas se digieren en los intestinos.

El problema es que en una comida los alimentos no se digieren capa por capa en función de su categoría, dado que están mezclados entre sí. Consecuencia: ¡la digestión es un cacao! Así, si mezclas categorías de alimentos cuya digestión requiere tiempos o lugares diferentes, puedes sufrir problemas como la hinchazón de vientre, los gases, la pesadez de estómago y, como recompensa final, una buena inflamación crónica.

Aquí te dejo unas reglas básicas para facilitar la digestión:

• Deja pasar un tiempo antes y después de las comidas para tomar fruta cruda (treinta minutos antes o tres horas después).

• Evita tomar entrantes con mucho vinagre antes de un plato con una textura harinosa (por ejemplo, las legumbres).

• Evita tomar grandes cantidades de proteína en una comida donde también haya grandes cantidades de alimentos de textura harinosa. Para que tu plato sea digerible, es mejor comer a mediodía proteínas con legumbres y dejar para la noche los hidratos de carbono con legumbres, o bien preparar a mediodía una comida que contenga un 75 % de proteínas y un 25 % de hidratos de carbono (acompañada además de verduras), y aplicar la proporción inversa de noche.

• El melón, la sandía y la miel se deben consumir sin combinarlos con otros productos, y siempre fuera de las comidas principales.

Hidratarse bien

Más de un 60 % de nuestro cuerpo es agua. Por eso es imprescindible tomar cada día entre un litro y medio y dos litros de agua, mejor entre horas, para facilitar la digestión. Cuidado: en este recuento no cuentan como agua los cafés, los tés y las infusiones en general y los refrescos; ¡son diuréticos! Lo ideal es elegir un agua de manantial de mineralización débil. Para que te resulte más sencillo consumirla, te recomiendo que prepares en casa tu propia agua aromatizada con frutas congeladas o hierbas aromáticas. ¡De esa forma, el agua tendrá un mejor sabor y disfrutarás consumiéndola!

Evitar los alimentos proinflamatorios

> «Nuestro alimento es nuestra mejor medicina y, al mismo tiempo, nuestro peor veneno.»
>
> (Sócrates, 440 a. C.)

Ciertos alimentos tienen efectos proinflamatorios y provocan dolor. En caso de que se padezca un trastorno inflamatorio crónico, es más que recomendable evitar al máximo los alimentos que se indican a continuación para poner freno a los procesos de la inflamación:

Alimentos ricos en azúcares e hidratos de carbono refinados

El consumo de azúcares y carbohidratos refinados aumenta los niveles de glucosa en sangre, lo que obliga a nuestro organismo a emplearse a fondo para producir insulina con la que responder a este pico y recuperar así los niveles normales. A su vez, esto desencadena una hipoglucemia que eleva la cantidad de cortisol en la sangre, lo cual reduce las defensas inmunitarias y favorece los procesos inflamatorios. Por eso, cuando se dan picos de glucemia frecuentes, se genera una reacción inflamatoria que debilita nuestro sistema inmunitario y reduce la energía disponible. Además, el exceso de azúcares e hidratos de carbono refinados puede provocar la liberación de citoquinas, las famosas proteínas proinflamatorias. Así pues, limitar el consumo de estos alimentos evita avivar la inflamación en el organismo.

Los azúcares refinados y procesados

Estos azúcares son calorías vacías, pues no aportan nutrientes ni minerales. Se trata de productos adictivos y calóricos, nada más. Entre ellos encontramos el azúcar blanco, el azúcar moreno no integral, el azúcar de remolacha o el jarabe de maíz con alto contenido en fructosa.

Por suerte, existen alternativas dulces naturales: puedes sustituir el azúcar refinado por miel (preferiblemente cruda), sirope de arce, melaza, azúcar de coco, sirope de agave, azúcar moreno de caña integral, melaza de arroz marrón o azúcar de dátiles.

Los cereales refinados

Se trata de cereales a los que se les han retirado sus partes fibrosas y nutritivas y que se encuentran en todo tipo de alimentos procesados. Las principales fuentes de este tipo de hidratos de carbono refinados son la harina blanca, el pan blanco, el arroz refinado (es decir, el blanco), la pasta, las galletas, los cereales de desayuno, los pasteles y los aperitivos.

Es mejor que optes por los cereales no refinados, como la avena, el arroz (rojo, negro, semiintegral, integral o silvestre), la quinoa, el mijo, el trigo sarraceno, el amaranto, el fon io, el teff y el sorgo.

Los ácidos grasos omega-6

Aceite de soja, aceite de girasol, aceite de maíz, aceite de pepitas de uva... Todos estos alimentos son ricos en omega-6. No obstante, hay que tener en cuenta que, aunque aporten ácidos grasos esenciales a nuestro sistema inmunitario y a nuestro corazón, cuando se consumen en exceso tienen un efecto proinflamatorio. Hoy en día tendemos a tomar una cantidad demasiado elevada de estos ácidos grasos poliinsaturados porque están presentes en casi todos los alimentos procesados. El aceite omega-6, consumido en dosis excesivas, puede reducir la cantidad de omega-3 —conocido por sus propiedades antiinflamatorias— que consigue absorber nuestro cuerpo. Por eso, es conveniente que limites tu consumo de omega-6 y des prioridad a los alimentos ricos en omega-3. La proporción ideal entre estos aceites es de una ración de omega-3 por cuatro de omega-6.

Los ácidos grasos trans

Existen dos tipos de grasas trans: los ácidos grasos trans de origen natural (que están presentes, en pequeñas cantidades, en los productos lácteos y en la carne de ternera, cordero y buey) y los ácidos trans de origen tecnológico, que son problemáticos. De hecho, estos últimos, que se fabrican de manera industrial, generan estrés celular y desencadenan en nuestro organismo una cascada inflamatoria. Se originan durante los procedimientos que se aplican a los alimentos para procesarlos. Por ejemplo, cuando un aceite vegetal líquido se trata para convertirlo en una grasa sólida (como ocurre con la margarina) aparecen, como resultado de estas transformaciones, las grasas trans, conocidas como «parcialmente hidrogenadas». Estos ácidos grasos se encuentran en las galletas, la bollería y los pasteles industriales, las margarinas y los alimentos fritos o asados. Cuando veas que entre los ingredientes de un producto aparecen denominaciones como «grasa parcialmente hidrogenada» o «materia grasa vegetal», es mejor que lo evites.

Los alimentos cocinados a alta temperatura

Cocinar los alimentos a más de 175 °C no es inocuo para nuestra salud. Cuando aplicamos temperaturas muy elevadas, sobre todo cuando utilizamos el horno, la sartén, la barbacoa o la freidora, la reacción entre los azúcares y las proteínas alimentarias genera unos compuestos que se conocen como «productos finales de glicación avanzada» (AGE, por sus siglas en inglés), que, además de ser neurotóxicos y cancerígenos, aceleran el envejecimiento e incrementan el riesgo de desarrollar enfermedades inflamatorias.

Para reducir su consumo, lo mejor es optar por cocinar a menos temperatura, por ejemplo, al vapor o en wok, lo cual permite conservar mejor las vitaminas y los minerales de los alimentos. Evita en la medida de lo posible los productos industriales elaborados a temperaturas muy altas, como las patatas fritas, la bollería y las galletas.

Cuanto más alta sea la temperatura aplicada para la producción, mayor será el impacto sobre el contenido mineral y vitamínico de los alimentos.

- A partir de 45 °C buena parte de las enzimas desaparecen.
- A partir de 60 °C se empieza a perder vitamina C.
- A partir de 90 °C la vitamina E y ciertas vitaminas B comienzan a verse afectadas.
- A más de 100 °C, los alimentos pierden una gran parte de sus propiedades nutricionales, ya que la mayoría de las vitaminas (A, B y D) se destruyen, y los minerales y los oligoelementos se alteran.

El consumo excesivo de productos de origen animal

Un consumo excesivo de carne y derivados de esta tiene efectos importantes en nuestra salud. De hecho, todas las carnes (exceptuando las de ave) son ricas en ácido araquidónico, que es un ácido graso conocido por su efecto proinflamatorio. En la actualidad solemos consumir cantidades excesivas de proteínas animales y cantidades insuficientes de proteínas vegetales, como las legumbres (lentejas, habas, guisantes, alubias, garbanzos, etc.), las semillas oleaginosas, las algas, las setas, las semillas germinadas, el tempeh y el tofu fermentado. Es importante moderar el consumo de ternera, cerdo y todos sus derivados, como los embutidos o las piezas de casquería.

El gluten y la leche de vaca

El gluten y las proteínas de la leche de vaca se caracterizan por una estructura antigénica que puede dar lugar a una reacción inmunitaria o inflamatoria en el caso de las personas que presentan una predisposición genética a sufrir estos efectos o una alteración de su microbiota intestinal. Es importante que entendamos que el origen de esta reacción inmunitaria o inflamatoria no es la proteína del gluten ni las proteínas de la leche de vaca: en realidad, el problema de base es la permeabilidad de los intestinos, que dejan pasar estas proteínas y, en consecuencia, desencadenan estas reacciones en las personas de unas determinadas características. La permeabilidad intestinal es la clave fundamental de la inflamación crónica, los trastornos digestivos y las enfermedades autoinmunes. En el caso de los pacientes que sufren patologías inmunitarias o inflamatorias crónicas, ya sean infecciones recurrentes (sinusitis, bronquitis, otitis...) o trastornos de la inmunidad (hipersensibilidad, alergias, patologías autoinmunes, trastornos inflamatorios crónicos...), sería conveniente que, mientras no consigan restablecer su ecosistema intestinal y la mucosa del intestino, evitaran este tipo de proteínas. En cambio, en el caso de las personas celíacas esta prohibición de tomar gluten será total y sin límite de tiempo.

Pero no te preocupes, hoy existen muchas alternativas al gluten: el arroz, la quinoa, el mijo, el trigo sarraceno, el amaranto, el sorgo o el teff. Es posible que también toleres ciertas variedades antiguas de trigo, como la escanda menor o el trigo de Jorasán, porque se trata de trigos más ancestrales que el moderno, es decir, que el que solemos consumir, y desencadenan menos reacciones inmunitarias o inflamatorias porque en su cultivo ha habido menos hibridación del cereal. Estos son los principales cereales que contienen gluten: centeno, avena (salvo que sea avena certificada sin gluten), trigo, cebada y triticale (un híbrido del centeno y el trigo).

En cuanto a las proteínas de la leche de vaca, también existen numerosas alternativas, como la leche de cabra o de oveja o las bebidas vegetales. Para cocinar, en lugar de la nata puedes recurrir a la pasta de anacardos, y en vez de la mantequilla tienes la opción del aceite de coco o la mantequilla clarificada, que en la India se conoce también como «*ghee*» o «gui».

Es importante prestar atención a las proteínas que se esconden en los productos procesados, como los alimentos empanados, las galletas y la bollería, ya que pueden contener gluten y proteínas de leche de vaca.

Apuesta por los alimentos antiinflamatorios

Además de limitar el consumo de alimentos proinflamatorios, es importante que tomes a diario alimentos antiinflamatorios.

Más omega-3 y menos omega-6

Nuestra dieta, desequilibrada y abundante, incluye muchos más ácidos grasos omega-6 (presentes en la mayoría de los alimentos procesados y ultraprocesados) que ácidos grasos omega-3. Sin embargo, hay que tener en cuenta que los omega-6 crean moléculas inflamatorias, mientras que los omega-3 generan sustancias antiinflamatorias. De hecho, los omega-3 desempeñan un papel fundamental en nuestro organismo, ya que son beneficiosos para la formación de nuestras células, para el funcionamiento de nuestro cerebro y para la salud de nuestra piel y de nuestro sistema cardiovascular.

Por eso es conveniente que hagamos acopio de estos ácidos grasos cada día y reduzcamos el consumo de omega-6.

Alimentos ricos en omega-3

– Las semillas y los frutos secos: cáñamo, lino, chía, calabaza, avellanas, almendras, nueces, pistachos y anacardos.

– Los aceites de perilla, colza, linaza, pepitas de calabaza, cáñamo, nuez, camelina, germen de trigo e hígado de bacalao. En las tiendas de productos ecológicos se pueden encontrar mezclas perfectamente equilibradas de omega-3 y omega-6. En cualquier caso, hay que tener cuidado a la hora de utilizarlas, porque los aceites vegetales ricos en omega-3 son muy sensibles al calor y a la oxigenación, así que no se deben emplear para cocinar y, una vez abiertos, tienen que guardarse en el frigorífico.

– El pescado azul salvaje: el arenque, la sardina, la caballa, el boquerón, el salmón, el fletán negro y el salmonete son buenas fuentes de ácidos grasos omega-3, especialmente de EPA y de DHA, que poseen importantes propiedades antiinflamatorias. Pero si tu dieta es vegetariana o vegana, puedes tomar complementos a base de *Schizochytrium*, una microalga particularmente rica en DHA (ácido docosahexaenoico). Pero ¡no olvides que ninguna pastilla puede sustituir por completo a un alimento!

– Los huevos ecológicos de gallinas criadas al aire libre y los huevos de gallinas alimentadas con linaza.

– La carne ecológica y la carne de animales criados al aire libre.

– Las verduras verdes, especialmente los brócolis, las coles de Bruselas, los aguacates, los berros, las espinacas, las lechugas, las rúculas y los canónigos.

Alimentos ricos en omega-6

– El aceite de maíz, de soja, de girasol, de cacahuete, de cártamo, de sésamo y de pepitas de uva.

Los alimentos antioxidantes

¡Vivir es oxidarse! La oxidación es un fenómeno completamente natural. Cuando respiramos, obtenemos el oxígeno que nos permite aportar a nuestras células la energía necesaria para que podamos vivir con plenitud de fuerzas (comer, movernos, etc.). Sin embargo, al mismo tiempo, una parte de ese oxígeno que nuestro organismo metaboliza genera radicales libres, que son los responsables de la oxidación celular. El problema es que, por nuestro actual estilo de vida, estamos expuestos de forma constante a la contaminación, a los alimentos procesados o ultraprocesados, al tabaco, al alcohol y al estrés. Todos estos factores producen un exceso de radicales libres que aceleran el proceso de oxidación y, en consecuencia, el envejecimiento celular. El exceso de radicales libres también está relacionado con el desarrollo de ciertas enfermedades.

Para compensar este exceso de radicales libres en nuestro organismo, se puede recurrir a los antioxidantes, que son una serie de vitaminas, minerales y oligoelementos cuyo consumo cotidiano permite restablecer el equilibrio natural en nuestras células, ralentizar su oxidación y vivir más tiempo y con más salud.

¿Qué antioxidantes encontramos en la naturaleza? ¡Pues hay muchísimos! Casi todos los vegetales los incluyen. Estos son los alimentos más ricos en antioxidantes:

- Los frutos rojos
- Las especias y las hierbas
- El té verde
- Los cítricos
- Las verduras verdes
- Las algas
- Las alubias rojas
- El cacao crudo
- La nuez pecana
- El vino tinto (siempre con moderación)

Los vegetales más antiinflamatorios

Ciertas frutas y verduras poseen potentes propiedades antiinflamatorias. Cuantas más introduzcas en tu alimentación diaria, más reducirás el estado inflamatorio crónico de tu organismo.

• El ajo
• Las verduras de hoja verde
• El higo
• El kiwi
• La pera
• El limón
• La papaya
• La manzana
• Los arándanos silvestres

Aplicar la pirámide de los alimentos antiinflamatorios[7]

Esta pirámide clasifica los alimentos que reducen la inflamación y nos proporcionan la energía y los nutrientes que necesitamos para sentirnos mejor. Si la aplicas en tu día a día, experimentarás una importante mejora en tu bienestar.

1. El agua es un elemento imprescindible para reducir la inflamación y optimizar el buen funcionamiento de nuestro organismo. Se recomienda beber entre un litro y medio y dos litros al día, es decir, entre ocho y doce vasos. Evita el agua de grifo, pues contiene pequeñas cantidades de detergentes, ftalatos desprendidos del revestimiento de las tuberías, restos de medicamentos, pesticidas y hormonas procedentes de la orina de mujeres que están tomando la píldora. Es preferible que elijas un agua de mineralización débil y procedente de manantial. Si quieres evitar las botellas de plástico, existen alternativas como las jarras con filtro, los equipos de ósmosis inversa o los filtros que se colocan en grifos o bajo el fregadero.

2. Los vegetales deben constituir la base de nuestra dieta. Por su aporte de vitaminas, minerales y antioxidantes son unos aliados imprescindibles para nuestra salud. Comer sano es comer de forma variada, colorida y especiada.

---

7. Daniluk, Julie, *Meals that heal Inflammation. Embrace Healthy Living and Eliminate Pain, One Meal at a Time*, Paperback (edición de bolsillo), 2012.

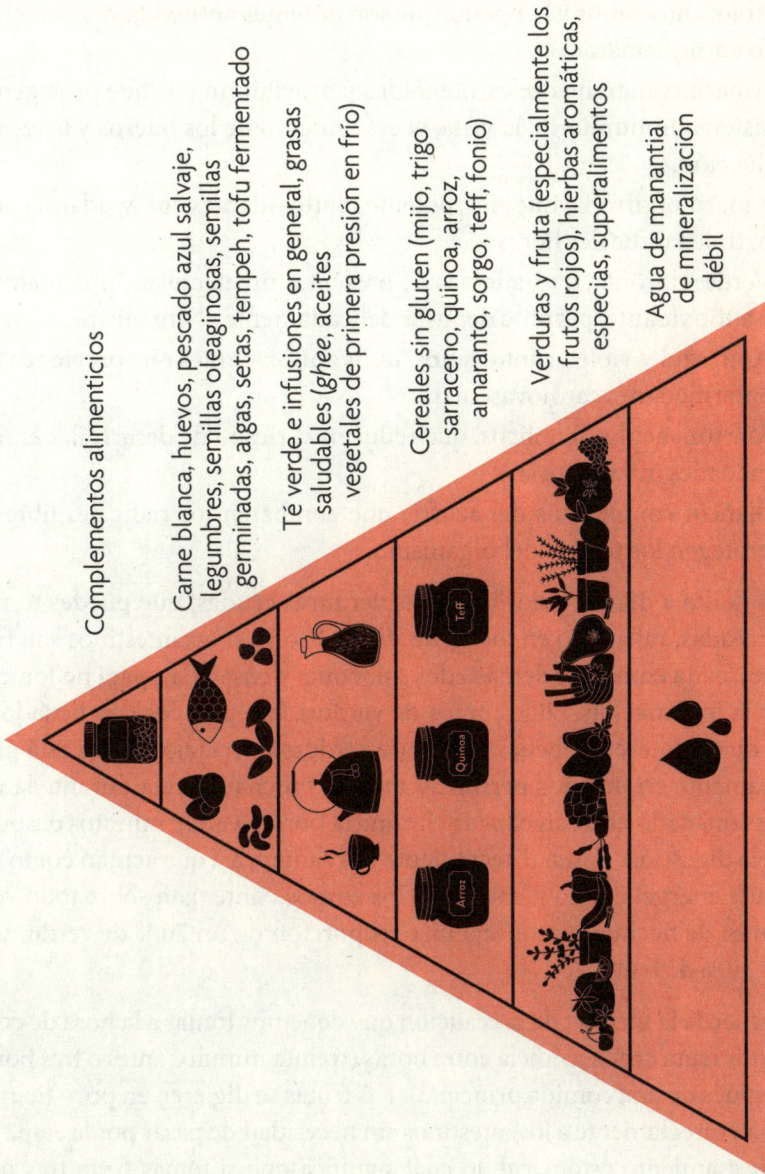

Complementos alimenticios

Carne blanca, huevos, pescado azul salvaje, legumbres, semillas oleaginosas, semillas germinadas, algas, setas, tempeh, tofu fermentado

Té verde e infusiones en general, grasas saludables *ghee*, aceites vegetales de primera presión en frío)

Cereales sin gluten (mijo, trigo sarraceno, quinoa, arroz, amaranto, sorgo, teff, fonio)

Verduras y fruta (especialmente los frutos rojos), hierbas aromáticas, especias, superalimentos

Agua de manantial de mineralización débil

Toma verduras en cada comida y despliega con entusiasmo la paleta de colores en tu mesa. En las frutas y las verduras, cada color corresponde a un interesante nutriente específico:

- Rojo: antocianos y licopeno, que son potentes antioxidantes con efecto antiinflamatorio.
- Amarillo anaranjado: carotenoides y provitamina A, que protegen el sistema inmunitario, la vista, el crecimiento de los huesos y la reproducción.
- Amarillo: citroflavonoides, potentes antioxidantes que ayudan a combatir los radicales libres.
- Verde: clorofila, que, además de presentar un efecto antiinflamatorio y antioxidante, permite depurar delicadamente el organismo.
- Añil, azul y violeta: antocianos, unos antioxidantes que previenen las enfermedades cardiovasculares.
- Marrón: ácidos fenólicos, que reducen el riesgo de desarrollar enfermedades inflamatorias.
- Blanco: compuestos del azufre, que combaten los radicales libres y protegen los tejidos del organismo.

En tu día a día, da prioridad a las verduras crudas, que puedes tomar troceadas, ralladas o en forma de zumo. Eso sí, si tus intestinos son frágiles, evita consumir demasiados *smoothies* y ensaladas, para no fomentar la inflamación. Elige zumos de verduras preparados con licuadora, ya que el interés de beber zumos de verduras y frutas a diario está precisamente en que nos permiten ahorrar mucha energía durante la digestión, dado que con ellos se elimina la fibra y, veinte minutos después de la digestión, pasan directamente a la sangre, así que actúan como un chute energético. Lo ideal es que los zumos contengan sobre todo verduras: de hecho, se aconseja una proporción de un 70 % de verduras y un 30 % de fruta.

Recuerda la medida de precaución que debemos tomar a la hora de consumir fruta cruda: cómela entre horas (treinta minutos antes o tres horas después de una comida principal). Las frutas se digieren en poco tiempo y van directamente a los intestinos sin necesidad de pasar por la etapa de procesamiento estomacal, lo cual significa que si tomas fruta tras una comida principal, frenarás su digestión, ya que esa fruta quedará bloqueada en el estómago durante varias horas hasta que todos los demás alimentos se hayan digerido. En ese tiempo, se caramelizará y segregará azúcar y alcohol, lo cual producirá un fenómeno de fermentación acompañado de molestias estomacales, hinchazón de vientre, gases e inflamación. No obstante, si quieres terminar tus comidas con un toque dulce, puedes consumir una fruta horneada o en forma de compota.

Añade especias y hierbas aromáticas a cada uno de tus platos, no solo para realzar su sabor, sino también para aprovechar sus numerosas virtudes.

- El comino: es antioxidante y proporciona alivio en caso de molestias estomacales o cutáneas.
- La canela: tiene una acción antibacteriana, refuerza el sistema inmunitario y regula los niveles de colesterol.
- El cardamomo: es antiséptico; alivia el dolor de encías y muelas.
- El jengibre: además de ser antioxidante y antiinflamatorio, reduce las náuseas.
- La cúrcuma: se trata de un potente antiinflamatorio; previene el cáncer y tiene un efecto antioxidante.
- La pimienta: es desinfectante y antiálgica, estimula el apetito, facilita la digestión y es ideal en caso de dolor de garganta.
- La nuez moscada: con acción antiséptica y antiinflamatoria; además, facilita la digestión.
- El clavo: es un excelente antioxidante y alivia el dolor de garganta.
- El eneldo: es un ansiolítico natural, tiene efecto diurético y alivia las molestias estomacales.
- La albahaca: es antibacteriana y actúa como sedante natural, reduciendo la ansiedad.
- La salvia: es rica en antioxidantes, tiene una potente acción antiinflamatoria y calma los sofocos.
- El cebollino: aporta una gran cantidad de antioxidantes y vitamina C y favorece la circulación de la sangre.
- El cilantro: filtra los metales pesados.
- El perejil: es diurético y depurativo, además de rico en vitamina C.
- El orégano: esta fuente de hierro vegetal es antiinflamatoria, estimulante y antioxidante.
- La menta: alivia el dolor y es antiséptica y tonificante.
- El tomillo: tiene efecto antiinflamatorio, combate los patógenos, facilita la digestión y es ideal para tratar los trastornos respiratorios.

¡No olvides añadir también periódicamente a tus platos los superalimentos! Su elevado contenido en principios activos, vitaminas y proteínas te será de gran ayuda y te permitirá resolver tus carencias (consulta el apartado «Multiplicar al máximo el aporte nutricional», página 91).

3. Los cereales sin gluten son hidratos de carbono que aportan energía al cuerpo. Gracias a ellos, tendrás una mejor digestión, evitarás los bajones de energía, disfrutarás de un sueño de mayor calidad y prevendrás las reacciones inflamatorias relacionadas con la permeabilidad intestinal.

Los cereales sin gluten son el arroz, el mijo, la quinoa, el trigo sarraceno, el teff, el fonio, el amaranto, el sorgo y el maíz.

En el caso de este último, sin embargo, hay que tener en cuenta que, dado que se trata de un cereal que ha sufrido numerosas mutaciones a lo largo de sus milenios de historia y que en la actualidad es, mayoritariamente, un organismo genéticamente modificado (OGM), las personas que padecen una enfermedad inflamatoria deberían evitar su consumo.[8]

4. Las grasas sanas, el té verde y otras infusiones antiinflamatorias. Es fundamental tomar a diario entre tres y seis cucharadas soperas de grasas sanas crudas (no cuentan aquí las que se utilicen para cocinar), como el *ghee* o los aceites vegetales de primera presión en frío con un buen equilibrio entre sus ácidos grasos esenciales (omega-3 y omega-6). De esta forma, obtendremos energía y mejoraremos el funcionamiento de nuestro sistema nervioso y nuestras células.

Además, el consumo diario de té verde (siempre con moderación) y otras infusiones antiinflamatorias nos aportará antioxidantes y calmará la inflamación. Si padeces anemia, es preferible que sustituyas el té verde por otras infusiones.

Estas son las infusiones de plantas con mayores propiedades antiinflamatorias:
• Infusión de cúrcuma: no recomendada en el caso de las personas que sufran obstrucción de las vías biliares (cálculos).
• Infusión de ortiga mayor: no recomendada en el caso de los niños menores de doce años.
• Infusión de melisa: se debe consumir con prudencia si se padece hipotiroidismo.

8. Para más información sobre este tema, consulta Seignalet, Jean, L'Alimentation ou la troisième médecine, Édition Du Rocher, 2012, pp. 80-83 (hay trad. cast. de Riboll, Margarita, y José Manuel García, *La alimentación, la tercera medicina*, RBA Libros, Barcelona, 2004).

- Infusión de harpagofito: no recomendada en el caso de las mujeres embarazadas, las personas diabéticas y quienes sufran de alguna patología cardiovascular o de úlceras en el aparato digestivo.
- Infusión de sauce blanco: no recomendada en el caso de las personas asmáticas, alérgicas a los antiinflamatorios no esteroideos o con gota, enfermedades renales o úlceras en el aparato digestivo.
- Infusión de hojas de casis: no recomendada en el caso de las mujeres embarazadas o que estén dando el pecho, de los niños y de las personas que padecen insuficiencia cardiaca o renal.
- Infusión de romero: no recomendada en el caso de las personas que sufran de colitis.

5. Las proteínas son nuestros materiales de construcción. Garantizan el normal funcionamiento del organismo, ya que hacen posible la síntesis de las hormonas y las enzimas, la renovación de las células y la fabricación de los tejidos (huesos, órganos y músculos). Es importante obtener proteínas de fuentes variadas, aunque siempre dando prioridad a la carne blanca, a los huevos, al pescado azul salvaje (arenques, sardinas, caballas...), que es el menos afectado por la contaminación de los mares, y a las proteínas vegetales, que se encuentran en cereales, legumbres (lentejas, garbanzos, alubias rojas y blancas, guisantes secos, etc.), las semillas oleaginosas, las setas, el tempeh, el tofu fermentado, los germinados y las algas. Anímate a integrar con frecuencia en tu dieta las algas deshidratadas en escamas (para sazonar los platos), las algas en tartar y las algas frescas: este alimento es una fuente extraordinaria de proteínas vegetales, posee propiedades antioxidantes y antiinflamatorias y aporta numerosos nutrientes esenciales, como los minerales y las vitaminas.

Si tu dieta es vegana o vegetariana, es importante que combines los cereales (en una proporción de dos tercios) con las legumbres (en una proporción de un tercio) para evitar carencias, dado que las proteínas vegetales tienen un inconveniente con respecto a las animales: no incluyen todos los aminoácidos esenciales, tan importantes para el transporte y el almacenamiento de nutrientes en nuestro organismo. Las legumbres son deficientes en metionina y los cereales carecen de lisina. Sin embargo, si combinas en una misma receta cereales y legumbres (por ejemplo, lentejas con arroz, judías blancas con trigo sarraceno...) conseguirás tomar todos los aminoácidos esenciales. Recuerda variar las fuentes de proteínas a lo largo del día o incluso en una misma comida.

Más información sobre...

Los aminoácidos

Todas las proteínas, ya sean de origen animal o vegetal, están formadas por aminoácidos, una serie de moléculas que, combinadas entre sí, dan lugar a las proteínas y a los péptidos y que desempeñan un importante papel en el transporte y el almacenamiento de nutrientes en nuestro cuerpo. Nuestro organismo es incapaz de fabricar por sí mismo nueve de los veinte aminoácidos que existen, y a esos nueve se los conoce como «aminoácidos esenciales». Si proporcionamos a nuestro cuerpo una alimentación que contenga los nueve aminoácidos esenciales, él producirá por sí solo los otros once aminoácidos.

Los nueve aminoácidos esenciales son los siguientes:

- La histidina: desarrolla y mantiene los tejidos sanos.
- La isoleucina: suministra energía a los músculos.
- La leucina: renueva los tejidos musculares.
- La lisina: produce colágeno y la hormona del crecimiento.
- La metionina: previene el envejecimiento celular.
- La fenilalanina: regula el estado de ánimo y la sensación de saciedad.
- La treonina: contribuye a la formación de cartílagos y huesos.
- El triptófano: provoca el sueño y produce la hormona de la felicidad, es decir, la serotonina.
- La valina: estimula el sistema nervioso y el crecimiento de los músculos.

Cuidado: en el caso de las personas con intestinos frágiles la digestión de las legumbres puede ser más o menos laboriosa. A continuación encontrarás algunos consejos para facilitar su digestión y asimilación:

- Si las legumbres requieren estar en remojo antes de cocinarlas, mantenlas en agua entre seis y doce horas, ya que de ese modo se reducirá su tiempo de cocción. Añade al agua de remojo una cucharada sopera de bicarbonato de sodio para evitar los gases, pero recuerda tirar esa agua y enjuagar bien las legumbres después.
- Respeta el tiempo de cocción necesario para cada tipo de legumbre.

Estarán bien cocinadas cuando puedas aplastarlas sin esfuerzo con un tenedor.

Tabla de cocción de las legumbres

Legumbres	Tiempo de remojo	Tiempo de cocción	Volumen de agua para la cocción
Azukis	12 h	1 h	1 taza de azukis por 2,5 tazas de agua
Alubias blancas	12 h	De 1 a 2 h	1 taza de alubias blancas por 2,5 tazas de agua
Alubias rojas	12 h	1 h 30 min (de los cuales 15 min corresponden a la ebullición)	1 taza de alubias rojas por 2,5 tazas de agua
Lentejas rojas	Nada	De 10 a 15 min	1 taza de lentejas rojas por 2,5 tazas de agua
Lentejas verdinas	4 h	30 min	1 taza de lentejas verdinas por 2,5 tazas de agua
Guisantes secos	12 h	30 min	1 taza de guisantes secos por 2 tazas de agua
Garbanzos	12 h	1 h 30 min	1 taza de garbanzos por 2,5 tazas de agua

- Durante la cocción, ve retirando la espuma que se forme en el agua, ya que provoca flatulencia.
- Añade al agua una hoja de alga kombu para acelerar la cocción (pero recuerda retirarla antes de consumir las legumbres).
- Incorpora la sal al final, para evitar que se alargue la cocción.
- Mastica bien para extraer las proteínas de su envoltorio fibroso.

6. Los complementos alimenticios son ayudas que permiten resolver carencias en caso de que no consigamos cubrir nuestras necesidades diarias de micronutrientes (consulta el apartado «Multiplicar al máximo el aporte nutricional», página 92). No obstante, hay que tener en cuenta que no pueden sustituir a una dieta variada y equilibrada.

Para facilitarte la tarea de adoptar una alimentación antiinflamatoria y no olvidar ningún ingrediente cuando hagas la compra, puedes utilizar la lista de los alimentos que debemos tener siempre en la despensa (ver en anexos a partir de la página 192).

Restablecer la armonía de la microbiota y reparar la mucosa intestinal

La hiperpermeabilidad intestinal favorece las enfermedades inflamatorias. Es importante regenerar los intestinos a través de la alimentación cuando se padece alguna inflamación crónica. Los probióticos, los prebióticos y ciertos alimentos específicos son necesarios para repoblar los intestinos con bacterias beneficiosas, cicatrizar la mucosa y facilitar el correcto funcionamiento del sistema inmunitario.

Mimar los intestinos mediante los probióticos

Las personas que padecen inflamación crónica presentan una alteración en la composición de la flora de microorganismos de sus intestinos que provoca el crecimiento del número de bacterias que contribuyen a la inflamación. Los probióticos ayudan a corregir la permeabilidad intestinal, ya que mejoran la salud de las bacterias buenas y combaten las «bacterias malas». Están presentes en los alimentos de origen vegetal, como la col, las legumbres lactofermentadas, la espirulina, los pepinillos, el tempeh, la salsa tamari, las aceitunas, el miso, el polen, el yogur, el kéfir y la kombucha.

Más información sobre...

¿Qué diferencia hay entre prebióticos y probióticos?

Aunque los dos aumentan el bienestar intestinal, ¡se trata de elementos completamente diferentes entre sí! Los probióticos son bacterias y levaduras vivas que, en su mayoría, habitan en el tubo intestinal. Favorecen el desarrollo de las bacterias buenas (en detrimento de las malas), que son beneficiosas para nuestro organismo, dado que mejoran el tránsito intestinal, impiden que entren bacterias patógenas y previenen las enfermedades inflamatorias. Obtenemos probióticos gracias a los alimentos y los complementos alimenticios que ingerimos. Pero para vivir los probióticos necesitan nutrirse. Es aquí donde los prebióticos entran en escena: estas fibras insolubles, presentes en determinados vegetales, sirven de alimento a los probióticos. Así pues, una alimentación rica en prebióticos nos permite mantener la salud de nuestra microbiota intestinal. Los prebióticos se encuentran presentes de manera natural en ciertos alimentos, aunque también pueden absorberse en forma de complementos alimenticios.

Mimar los intestinos mediante los prebióticos

En caso de inflamación crónica, es fundamental tomar probióticos para restablecer la microbiota intestinal, pero también hay que conservar el equilibrio mediante los prebióticos, que tienen un efecto beneficioso a largo plazo. Para mantener la armonía de la microbiota durante el mayor tiempo posible, es importante consumir a diario al menos cien gramos de alimentos ricos en prebióticos. Estos elementos se encuentran en determinados vegetales, como el topinambur, la chirivía, el salsifí, el nabo, el espárrago, la achicoria, el ajo, la cebolla, la alcachofa, el plátano y el puerro.

Más información sobre...

La microbiota intestinal

La microbiota, conocida también como «flora intestinal», es el conjunto de seres vivos que habitan en nuestro tubo digestivo: en total, unos cien billones de bacterias (es decir, entre un kilo y medio y dos kilos de bacterias) que desempeñan un papel crucial en nuestra salud, sobre todo para:

• la digestión;

• la maduración de nuestro sistema inmunitario;

• la producción de vitaminas;

• la interacción entre el cerebro y el tubo digestivo.

Recetas para mejorar la salud de nuestra mucosa intestinal:

Caldo terapéutico

Este caldo contiene prolina, un aminoácido que refuerza la mucosa intestinal y ayuda a cicatrizarla. De ese modo, reduce la inflamación de la pared intestinal.

Yo preparo esta receta con alitas de pollo, pero también puedes utilizar la carcasa de un pollo asado o incluso un muslo si vas a cocinar solo para ti. Si tu nivel de fatiga es realmente alto, utiliza la menor cantidad posible de ingredientes (las verduras y el ramillete de hierbas aromáticas son optativos): cuantos menos haya, mejor para tu organismo.

INGREDIENTES

2,5 l de agua (si es posible, agua de manantial)
5 alitas de pollo (si son ecológicas y de proximidad, mejor que mejor)
1 zanahoria
1 o 2 hojas de la parte verde del puerro
1 ramillete de hojas aromáticas (laurel, clavo, tomillo...)
1 diente de ajo
½ vaso de vino blanco o de vinagre de manzana
Opcional: **pimienta**
¡Cuidado: no añadas sal!

1. Introduce en una olla o en una cacerola grande las alitas de pollo, la zanahoria, el puerro, el ajo y las hierbas aromáticas.

2. A continuación, riega las alitas de pollo con el vino blanco o el vinagre de manzana.

3. Añade el agua y cocina a fuego lento (la idea es que el caldo se mantenga justo en su punto de ebullición, sin superarlo), con la olla tapada a medias, durante 6 horas. El caldo empezará a tener efecto terapéutico a partir de los 30 minutos de cocción, pero se puede mantener en ebullición hasta 48 horas.

4. Distribuye el caldo en varios tarros y guárdalos en el frigorífico. Pueden conservarse hasta diez días. También puedes congelarlo en bandejas de cubitos de hielo, para utilizarlo poco a poco en la preparación de sopas, arroces y pastas, o para consumirlo como una bebida caliente (tomar una taza al día ayuda a cicatrizar los intestinos).

Cuidado: si te sientes débil, evita que el caldo hierva durante demasiado tiempo, porque en ese caso su contenido en aminoácidos sería excesivo para ti.

Yogur casero con leche de coco

Esta es una receta deliciosa y rica en probióticos con la que podrás reforzar tu microbiota intestinal y restablecer el equilibrio de tu aparato digestivo.

Su preparación es sencillísima: apenas se requieren dos ingredientes. A mí me encanta tomar este yogur casero acompañado de fruta fresca o de azúcar de coco.

INGREDIENTES
2 latas de crema de coco en conserva (800 ml en total; si es posible, ecológica)
2 cápsulas de probióticos (yo utilizo las que contienen 25.000 millones de bacterias; las encontrarás en farmacias y herbolarios).

1. Esteriliza un tarro grande y hermético de cristal. Déjalo enfriar a temperatura ambiente antes de introducir en él los ingredientes.

2. Vierte en el tarro la crema de coco. Mezcla bien la parte acuosa y el coco hasta obtener una textura uniforme.

3. Abre las cápsulas de probióticos y vierte su contenido en el yogur. Importante: para remover, utiliza una cuchara de madera o de plástico, porque el metal interactúa de una manera negativa con los probióticos. Remueve hasta obtener una mezcla cremosa y uniforme. Cubre el tarro con una tela de tamiz o un trapo limpio y fino (que deje entrar el aire, pero no a los insectos) y fija esa tapadera con una goma elástica.

4. Deja reposar el yogur entre 24 y 48 horas en un lugar cálido. Cuanto más tiempo pase, más acidulado se volverá. En verano es fácil preparar este yogur si en el lugar en el que vives la temperatura está alrededor de los 23 °C. En invierno, guárdalo en el horno (¡apagado!) para que alcance la temperatura adecuada y comience a activarse.

5. ¡Listo! Cuando el yogur haya alcanzado el grado de acidez y de espesor que te guste (no olvides que para probarlo deberás utilizar una cucharilla de madera o de plástico), cierra el tarro y métalo en el frigorífico para que quede bien frío. La refrigeración espesará aún más el yogur.

6. Puedes conservar esta receta en el frigorífico durante siete días. Si se estropea, lo sabrás porque su olor será desagradable o aparecerá una capa de moho.

Aprender a depurar delicadamente nuestro cuerpo

Cada día estamos expuestos a toxinas. De hecho, nuestro cuerpo genera sus propios residuos, denominados «toxinas endógenas», que son producto de su propio funcionamiento, pero también existen las toxinas exógenas, que están presentes en el aire que respiramos, en los alimentos que tomamos, en el agua que bebemos y en los productos que utilizamos.

Algunos ejemplos de toxinas endógenas:

• Amoniaco
• Dióxido de carbono
• Radicales libres

Algunos ejemplos de toxinas exógenas:

• Sustancias contaminantes del aire y del agua
• Humo de tabaco
• Determinados productos cosméticos
• Colorantes y pinturas
• Metales pesados
• Productos domésticos de limpieza
• Pesticidas e insecticidas
• Conservantes y aditivos
• Grasas trans

La exposición a estas toxinas puede sobrepasar la capacidad natural de depuración de nuestro organismo. Cuando el cuerpo se encuentra sobrecargado de toxinas, no consigue eliminarlas correctamente y el funcionamiento celular se ralentiza, lo cual limita las funciones del organismo y favorece la inflamación crónica. ¡La buena noticia es que existen tres claves para disminuir la carga tóxica del organismo! En concreto, son las siguientes:

1. Reducir nuestra exposición diaria a las sustancias tóxicas.

2. Estimular nuestras vías naturales de depuración.

3. Depurar delicadamente nuestro organismo.

Reducir nuestra exposición diaria a las sustancias tóxicas

La exposición diaria a las sustancias tóxicas favorece y mantiene la inflamación crónica. Si queremos estar sanos, es imprescindible reducirla.

¿Cómo evitar las sustancias tóxicas?

- Elige alimentos ecológicos (especialmente cuando se trata de frutas y verduras).

- Evita utilizar utensilios de cocina estropeados. Da prioridad a aquellos que estén fabricados en acero inoxidable, hierro fundido o cerámica, ya que están libres de sustancias tóxicas.

- Opta por recipientes de vidrio, en lugar de usar los de plástico, pues carecen de bisfenol A (BPA), que es un disruptor endocrino.

- Consume pescados pequeños (sardinas, boquerones, arenques) en vez de grandes (atún, fletán, dorada, rape, pez espada...), ya que están mucho menos contaminados con metales pesados. No en vano, «el pez grande se come a pequeño», así que a medida que aumenta el tamaño las cantidades de metales pesados van acumulándose y concentrándose más y más.

- Utiliza cosméticos ecológicos sin parabenos. Los parabenos son conservantes tóxicos que parecen ser cancerígenos y alterar el sistema endocrino.

- En cuanto a los productos de higiene femenina, opta por aquellos que no te expongan a residuos tóxicos: copa menstrual, compresas lavables y bragas menstruales, en lugar de tampones y compresas desechables.

- Para la limpieza del hogar, elige productos ecológicos o caseros (con vinagre blanco, bicarbonato de sodio, jabón negro, etc.).

- Utiliza ropa de tejidos naturales con certificados GOTS y OEKO-TEX (lino, algodón orgánico, Lyocell, cáñamo, cuero vegetal, etc.) para evitar que tu piel esté en contacto con disruptores endocrinos, metales pesados, petróleo y colorantes tóxicos, tan presentes en la ropa sintética (poliéster, poliamida, elastano, nailon, licra y acrílico).

- Opta por ropa de cama y toallas orgánicas y ecológicas.

- Compra muebles no contaminantes, con el correspondiente sello ecológico, o bien elige muebles de segunda mano. Muchos muebles contienen formaldehído, una sustancia cancerígena.

– Si compras muebles nuevos, antes de instalarlos en casa déjalos durante cuatro semanas en el garaje o en el trastero, por ejemplo, para que se aireen.

– Los colchones también contienen numerosos productos químicos, así que lo ideal es buscar uno que sea ecológico y esté hecho de látex natural.

• Invierte en filtros de ducha y de grifo para eliminar la mayor cantidad posible de las sustancias químicas que pueden estar presentes en el agua corriente, como el cloro, los pesticidas, los restos de medicamentos y los metales pesados.

• Evita los ambientadores, ya que contienen neurotoxinas. Puedes sustituirlos por las siguientes alternativas:

– Bolsas de carbón activado de bambú.

– Aceites esenciales para purificar y perfumar tu casa.

– Plantas de eficacia probada contra el formaldehído y el monóxido de carbono: la cinta, el espatifilo, la sansevieria, el aloe vera, la hiedra común o el filodendro, por ejemplo.

– Velas de cera de abeja para purificar el aire del interior de la vivienda.

Iones positivos y negativos

¿Alguna vez te has preguntado por qué sientes tanta serenidad cuando estás junto al mar y tanta fatiga e irritabilidad cuando te pasas todo el día delante de una pantalla de ordenador? Simplemente es una cuestión de iones positivos y negativos: estas pequeñas partículas, cargadas de electricidad, están muy presentes en el aire ambiente de nuestros entornos interiores y exteriores. Cuando en un lugar hay muchos iones negativos, sentimos bienestar y calma; en cambio, cuando predominan los iones positivos, nos invaden el malestar y una sensación de ahogo.

Los iones positivos tienen un importante impacto en el cuerpo porque provocan estrés oxidativo, que es un fenómeno implicado en numerosas enfermedades inflamatorias crónicas. Así, pueden alterar las funciones cerebrales, debilitar el sistema inmunitario y desequilibrar el sistema nervioso, lo que da lugar a síntomas como la ansiedad, la dificultad respiratoria, la fatiga, el dolor de cabeza, la irritabilidad, la pérdida de energía, la falta de concentración, las náuseas, el entumecimiento, el dolor articular, el vértigo, etc.

En cambio, con los iones negativos experimentamos una sensación de recuperación y vitalidad. De hecho, cuando estos iones llegan al torrente sanguíneo producen reacciones bioquímicas que alivian el estrés, mejoran los estados depresivos, estimulan la energía, aumentan los niveles de serotonina, regulan el sistema nervioso y permiten que los órganos y las funciones corporales trabajen de una forma óptima.

Las sustancias, los productos y las situaciones que generan iones positivos son los humos tóxicos, la contaminación, la radiación, los aparatos electromagnéticos, los viajes en avión, los dispositivos Bluetooth, los teléfonos móviles, los teléfonos inalámbricos, los ordenadores portátiles, los microondas, las líneas eléctricas, las antenas de telefonía móvil, las radios, los aparatos inteligentes (contadores de electricidad, altavoces inteligentes, etc.), la televisión, el wifi, los rayos X, los escáneres, las imágenes por resonancia magnética...

Por fortuna, podemos neutralizar los iones positivos multiplicando los negativos.

¿Cómo hacerlo?

- Airea tu vivienda a diario, preferentemente por la mañana, para aprovechar el momento de máximo nivel de iones negativos.
- ¡Pasa más tiempo al aire libre! Aprovecha aquellos lugares donde la concentración de iones negativos es muy elevada, como los bosques, las montañas, los parques, las zonas cercanas a las cascadas, las playas, etc.
- Practica el *earthing* o «conexión con la tierra»: tiéndete sobre la hierba o camina sin zapatos sobre ella.
- ¡Tómate una buena ducha para recargar al máximo tus reservas de iones negativos!
- Enciende velas de cera de abeja, que producen iones negativos y limpian el aire.
- ¡Rodéate de plantas! También limpian el aire y producen iones negativos.
- Si es necesario, invierte en un ionizador, un aparato que difunde iones negativos en el aire ambiente.

Estimular nuestras vías naturales de depuración

Antes de una cura depurativa y también durante ella, es importante que te asegures de que tus vías naturales de depuración (los emuntorios) estén abiertas y funcionen de manera regular. Nuestro cuerpo lleva a cabo un proceso natural de depuración para eliminar las sustancias no deseadas, principalmente las toxinas, los residuos, los agentes patógenos, etc. Pero si nuestras puertas de salida se encuentran bloqueadas, la toxicidad puede acumularse en las células y provocarnos daños, e incluso enfermedades crónicas. Si sientes que los síntomas de la depuración son especialmente pronunciados en tu caso o si tras una cura depurativa te invade un agotamiento excesivo, eso significa que tienes que reforzar tus emuntorios.

Nuestro cuerpo dispone de cinco emuntorios (que son nuestras vías naturales de depuración o puertas de salida) para evacuar los residuos:

- Los intestinos, que eliminan los desechos en forma de heces.
- El hígado, verdadero órgano director de nuestra salud, que, con más de quinientas funciones diferentes, filtra, clasifica y neutraliza los desechos evacuándolos gracias a la bilis.
- Los riñones, que filtran y expulsan a través de la orina las sustancias no deseadas de la sangre.
- Los pulmones, que eliminan los residuos en forma gaseosa o sólida (por ejemplo, la mucosidad).
- La piel, que descarta las toxinas a través del sudor y del sebo. Dado que se trata del órgano más extenso de nuestro cuerpo, ¡es capaz de eliminar hasta un tercio de los residuos de nuestro organismo!

¿Cómo estimular nuestras vías naturales de depuración?

- Aprovecha las virtudes de una buena ducha depurativa: empieza por echarte agua caliente durante tres minutos y, a continuación, pasa al agua fría durante treinta segundos. Repite este ciclo tres veces y finaliza con un chorro frío. Procura aplicar esta técnica de ducha a todo tu cuerpo. Al terminar el proceso, sal de la ducha y vístete con ropa cálida hasta que entres en calor.
- Suda: la sauna es una herramienta fundamental para eliminar las toxinas a través de la piel. Mientras transpiras, la piel secreta numerosos desechos almacenados en la grasa y en la sangre. Bebe al menos un

litro de agua antes de ir a la sauna. Comienza con una sesión de quince minutos, a ser posible sin ropa. A continuación, sal de la sauna, enjuágate con agua fría y sécate bien. Acto seguido, con alguna toalla que te recubra, túmbate para descansar quince minutos. Este proceso puede repetirse durante una hora como máximo. Cuidado: la sauna está contraindicada en el caso de las personas que sufren problemas cardiacos, hipotensión, hipertensión o trastornos circulatorios.

• Muévete: la actividad física ayuda a liberar toxinas y es importante para mantener el correcto funcionamiento de la circulación de la sangre y la linfa. El ejercicio físico regular puede contribuir a aliviar el estrés y reducir el nivel de toxinas, ya que aumenta el flujo de sangre hacia el cerebro. Además, ayuda a secretar hormonas, estimula el sistema nervioso y libera endorfinas. Sea cual sea tu actividad física favorita (caminar, correr, hacer yoga o pilates, bailar, ir en bici, realizar ejercicios de cardio...), ¡practícala! Habrá días en los que te apetezca sudar más durante el entrenamiento y otros en los que tendrás menos energía. Cuando ocurra esto último, te recomiendo que practiques una actividad de bajo impacto (marcha, yoga, ciclismo, etc.). Escucha siempre lo que te dice tu cuerpo y haz lo que más te convenga.

• Cepilla tu piel en seco: esta técnica mejora la circulación sanguínea, estimula el sistema linfático y ayuda a eliminar toxinas. El objetivo es cepillar la piel, zona a zona, llevando la linfa hacia las tres regiones del cuerpo donde hay mayor concentración de ganglios linfáticos, para tratar las toxinas y evacuarlas adecuadamente. Estas tres zonas son las clavículas, las axilas y las ingles. Antes de ducharte, pásate por todo el cuerpo un cepillo de cerdas naturales durante cinco minutos. Repite esta práctica a lo largo de un periodo de tres o cuatro semanas, deja pasar después una o dos semanas y, tras esa pausa, retoma el cepillado. Mantén el cepillo siempre seco (no lo mojes nunca) y cepíllate de forma suave para no dañar tu piel. Esta técnica está contraindicada en caso de que se padezca algún problema linfático o se tenga una piel acneica o irritada. Tampoco se deberá aplicar sobre cicatrices ni sobre el vientre en caso de embarazo. Si te surgen dudas, consulta con un profesional de la salud.

Cómo realizar un cepillado en seco

1. Empieza trazando movimientos circulares suaves en la parte superior del tronco, concretamente en la zona de las clavículas, para activar esta región.

2. Sigue por los pies, ejecutando esta vez movimientos de barrido en dirección al corazón, primero en la planta, después en el empeine.

3. Imagina una línea vertical que separe en dos partes la zona trasera de tus piernas. Empieza a realizar movimientos de barrido en una de las partes de una de tus pantorrillas, desde su centro hacia la zona delantera de la pierna. Comienza el cepillado en la zona inferior de la pantorrilla y ve subiendo hacia la rodilla. Repite esta operación en la otra parte de esa misma pantorrilla y continúa después con la otra pantorrilla.

4. Una vez drenada la zona trasera de las pantorrillas, cepíllate la zona delantera de las piernas, aplicando un movimiento vertical desde los tobillos hasta las rodillas.

5. Para cepillar la zona trasera de los muslos, procede igual que con las pantorrillas.

6. Sigue en la zona delantera de los muslos, dirigiendo el movimiento desde las rodillas hacia las ingles (es decir, entre el muslo y el pubis).

7. Cuando hayas terminado con las extremidades inferiores, pasa a los brazos. Sube por su cara interna, cepillándote las palmas de las manos, los antebrazos, los bíceps y, por último, las axilas. Después ocúpate de la cara externa, cepillándote las uñas, el dorso de las manos y todo el brazo, hasta llegar a las clavículas.

8. Empieza ahora con la espalda (aquí puede serte útil disponer de un cepillo provisto de mango). Comienza por la parte superior de la espalda, trazando movimientos hacia la nuca, y continúa por la parte inferior, en dirección a los glúteos.

9. Pasa ahora al vientre. Imagina una línea horizontal que separa tu barriga en dos, a la altura de la cintura. Comienza a cepillar la parte inferior del vientre, yendo del ombligo al pubis. A continuación, cepilla la parte superior del vientre, moviéndote desde el ombligo hasta las axilas (evita el pecho).

10. Por último, cepíllate el torso, realizando movimientos desde la parte superior del pecho hacia las clavículas.

11. Cuando hayas terminado el cepillado, toma una ducha.

• Agua, agua y más agua: mantener la hidratación cada día no solo hará que te sientas mejor en general, sino que también te ayudará en el proceso de depuración. Además, permitirá que tu tubo digestivo funcione correctamente y que tu cuerpo elimine residuos y toxinas.

• Ráspate la lengua siguiendo el ritual ayurvédico de *jihwa prakshalana*: esta técnica de higiene bucal, que se realiza mediante un raspador de lengua, permite eliminar las bacterias (casi la mitad de las que viven en nuestra boca se encuentran precisamente en las grietas profundas de la lengua), los restos de alimentos, los hongos, las toxinas y las células muertas. Mientras duermes, tu aparato digestivo se mantiene despierto para eliminar las toxinas de tu organismo, que acaban depositándose en la superficie de la lengua. Si no las desechas, tu cuerpo podría reabsorberlas, lo que se traducirá en problemas respiratorios o digestivos y en un debilitamiento del sistema inmunitario. Entre los beneficios de este ritual cabe destacar la reducción de la halitosis, la mejora de la digestión, el desarrollo del sentido del gusto y el incremento de la inmunidad. Los raspadores de lengua son baratos. Elige uno de acero inoxidable, que es más fácil de limpiar.

Raspar la lengua

Por la mañana, delante de un espejo, ráspate la lengua. Es tan sencillo como sujetar con las manos los dos extremos del raspador, sacar la lengua y recorrerla con este utensilio, llegando tan profundamente como sea posible. Ejerce una presión firme pero suave y raspa la superficie de la lengua de una sola pasada. Enjuaga el raspador y repite la operación hasta que tu lengua esté limpia y no se aprecie sobre ella ninguna capa (por lo general, se necesitan entre tres y cinco pasadas).

• Respira: no es un acto anodino. De hecho, cada vez que espiras eliminas multitud de residuos y toxinas de tu organismo. El *pranayama* es un término sánscrito que se refiere al control de la respiración con el fin de conseguir beneficios para la salud. Esta ancestral práctica india requiere respirar en tres fases: inspiración, retención y espiración. Existen varios tipos de ejercicios que pueden considerarse *pranayama*, especialmente aquellos que se realizan durante la práctica del yoga (por ejemplo, la respiración victoriosa, la respiración de fuego, la respiración alternada, etc.) y el ejercicio de respiración 4-7-8. Todas estas son potentes técnicas respiratorias que amplifican el efecto depurativo y reequilibran las energías del cuerpo. Te recomiendo que cada día practiques uno de esos ejercicios para ayudar a tus pulmones a eliminar residuos.

La respiración alternada

Realiza este ejercicio cuando te levantes por las mañanas o bien al final del día. Por lo general, se aconseja empezar por la narina derecha cuando esta respiración se lleva a cabo por la mañana y por la narina izquierda cuando se practica por la noche. Evita realizar esta respiración justo después de comer. Durante toda la práctica, recuerda mantener los hombros bien relajados; la nuca, estirada; la barbilla, ligeramente suelta, y la boca, cerrada.

1. Sin taparte las narinas, comienza realizando una profunda inspiración, seguida de una larga espiración.

2. Forma una pinza con los dedos pulgar y anular de tu mano derecha, manteniendo doblados los dedos índice y corazón. Procura que no haya tensiones en tu mano o en tu brazo. Coloca el brazo en una posición que no te resulte dolorosa.

3. Tápate la narina izquierda con el dedo anular e inspira por la narina derecha durante cuatro segundos.

4. Al final de la inspiración, tápate las dos narinas y contén la respiración, con los pulmones llenos de aire, durante cuatro segundos.

5. Libera la narina izquierda y, a continuación, espira lentamente a través de ella durante seis segundos.

6. Al final de la espiración, inspira por esa misma narina izquierda durante cuatro segundos. Luego, tápate las dos narinas y contén la respiración durante cuatro segundos.

7. Libera la narina derecha y espira lentamente por ella durante seis segundos.

8. Continúa respirando con este método de alternancia de narinas y repite el ciclo completo doce veces.

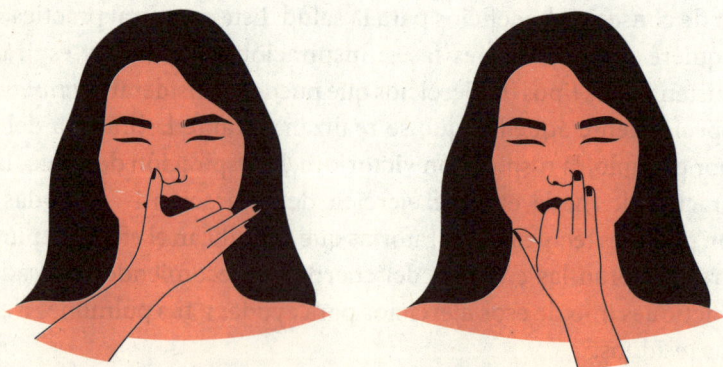

_____

La respiración 4-7-8

La práctica respiratoria 4-7-8, que popularizó el doctor Andrew Weil, te permitirá multiplicar el efecto depurativo. Esta técnica también es ideal si sufres de ansiedad o insomnio o tiendes a la ingesta compulsiva de alimentos.

1. Espira por la boca hasta expulsar todo el aire de tus pulmones.

2. Cierra la boca e inspira lentamente por la nariz durante cuatro segundos.

3. Contén la respiración durante siete segundos.

4. Espira por la boca durante ocho segundos, mientras emites un sonido sordo, hasta expulsar todo el aire de tus pulmones.

5. Repite el ciclo completo cuatro veces.

• Medita: tan importante como limpiar el cuerpo es limpiar la mente. Tómate cinco minutos al despertarte y a la hora de irte a la cama para practicar la meditación. Existen multitud de aplicaciones para meditar con conciencia plena: Petit Bambou, Mind, Meditopia, Zenfie, Calm, Headspace, etc.

• Elimina: en el proceso de depuración es fundamental eliminar. Lo ideal sería que fueras al baño entre una y tres veces al día. Si no es tu caso, las toxinas se te acumularán en el colon y correrás el riesgo de desarrollar un terreno propicio para la proliferación de bacterias, las levaduras y los hongos, lo que puede traducirse en aumento de peso, hinchazón de vientre, dolor de cabeza, depresión, deseo compulsivo de tomar azúcar y mal humor. En caso de que no consigas hacer una limpieza general del colon de forma natural, no dudes en recurrir a la técnica de nuestras abuelas: la lavativa con un irrigador (que podrás encontrar en las tiendas ecológicas o en las páginas web de venta de productos naturales para cuidar la salud).

• Toma un baño relajante y depurativo: un baño tranquilo también favorece la eliminación de toxinas. Utiliza sales de Epsom (también conocidas como «sulfato de magnesio»), que en realidad no son sales, sino un compuesto mineral natural y puro. Es posible que las conozcas como remedio para el dolor de músculos, pero tienen muchos otros usos, sobre todo en materia de eliminación de toxinas.

Baño depurativo

1 taza de sales de Epsom
1 taza de bicarbonato de sodio
2 cucharadas soperas de jabón líquido
10 gotas de aceite esencial (por ejemplo, de lavanda o eucalipto)

1. Prepara un baño de agua caliente.

2. Añade las sales de Epsom y el bicarbonato de sodio y remueve el agua para que todo se mezcle bien.

3. Mezcla el jabón líquido con los aceites esenciales. Vierte esta mezcla en el baño.

4. Quédate en el agua durante al menos veinte minutos.

• Mima tu hígado: invierte en una bolsa de agua caliente y colócatela sobre el hígado (justo por debajo de las costillas del costado derecho) antes de acostarte. El hígado es el órgano del cuerpo que está a mayor temperatura, y para funcionar correctamente necesita calor. Para facilitar el proceso de filtrado y eliminación durante tu cura depurativa, ¡no olvides utilizar esta bolsa!

• Regálate masajes: no solo se trata de una técnica que aporta bienestar, sino que tiene muchas otras virtudes. Por ejemplo, el drenaje linfático manual es el masaje ideal para la depuración, ya que estimula la circulación de la linfa, que es nuestro «sistema de alcantarillado». La linfa es un líquido incoloro que baña todo nuestro cuerpo, rellena el espacio entre los capilares sanguíneos y las células y atraviesa los ganglios linfáticos para someterse a un proceso de filtración. Cumple numerosas funciones importantes desde el punto de vista inmunitario: transporta proteínas, regula el equilibrio hídrico del cuerpo y limpia y alimenta a nuestras células. Su papel complementa al de la circulación sanguínea. Por eso, drenarla permite resolver un amplio espectro de trastornos funcionales. Para sacar el máximo partido a esta experiencia depurativa, es fundamental que elijas a un terapeuta cualificado, con formación en drenaje linfático manual Vodder, por ejemplo.

• Duerme bien: los beneficios de una buena noche de sueño son especialmente importantes para la cura depurativa. Gestiona tu tiempo y tus rutinas de tal manera que siempre dispongas de al menos ocho horas nocturnas para dormir de forma reparadora. Deja a un lado las pantallas como mínimo dos horas antes de irte a la cama. Acuéstate antes de la hora a la que tienes previsto dormir y dedica un tiempo a leer o a meditar para ralentizar tu cerebro... ¡y prepararlo así para aterrizar en un mundo de ensueño!

Depurar delicadamente nuestro organismo

Vivimos en un entorno en el que tendemos a sobrecargar nuestros cuerpos con toxinas. Por eso es tan importante dedicar al menos dos momentos a lo largo del año a depurar nuestro organismo de una forma delicada. Lo ideal es hacerlo en otoño y en primavera. El invierno y el verano no son las estaciones más propicias porque se trata de las épocas del año que exigen una mayor capacidad de adaptación a nuestro organismo.

Una cura depurativa es una experiencia que afecta a todo el cuerpo. Te darás cuenta de que, cuando tu organismo libere toxinas, vivirás una depuración no solo física, sino también emocional y energética. Durante ese periodo, mímate, permítete ir a tu ritmo, aprovecha el proceso y ayuda a tus vías de depuración naturales para obtener resultados aún mejores.

Cuidado: no debes someterte a esta depuración si sientes agotamiento, si estás embarazada o si das el pecho. Durante la cura depurativa no debes interrumpir tus tratamientos sin consultar antes al médico que te los haya recetado, pero, para facilitarle a tu hígado su trabajo, es conveniente que evites las medicinas que no sean imprescindibles.

Antes de la cura depurativa

En la semana anterior a la depuración, toma comidas ligeras, compuestas de vegetales y sin azúcares añadidos (nada de productos animales, lácteos incluidos, ni de postres y demás productos azucarados).

La cura depurativa

Elige tu plan depurativo en función de tus sensaciones, tus deseos y tus horarios. Puedes elegir tres técnicas:

- Una cura a base de zumos (de una duración de entre uno y cinco días): solo se toman zumos de verduras y frutas preparados con licuadora, para aprovechar al máximo todos los nutrientes. Para tus zumos podrás utilizar verduras y, como complemento, una sola fruta (preferentemente, alguna que contenga abundante agua, como las manzanas y los cítricos). Te recomiendo dar prioridad a lo largo del día a los zumos verdes, que son un verdadero concentrado de clorofila, vitaminas y minerales. ¡Aportan energía y nos limpian! Para estos zumos verdes puedes emplear brotes de espinacas, perejil, cilantro, hierba de trigo u hojas tiernas de cebada.

- Una monodieta (durante tres días): en este caso consumirás un solo alimento, en todas sus formas, pero sin acompañarlo de otros ingredientes (ni siquiera aceites, especias, etc.) y distribuido en una o varias comidas a lo largo del día. Es preferible elegir alguna verdura (al vapor, en ensalada, en crema o en sopa) o frutas para facilitar una limpieza a fondo del organismo.

- El ayuno intermitente (durante una semana): consiste en dejar de comer durante un periodo de entre doce y dieciséis horas al día, aunque en ese tiempo es necesario hidratarse bien. Basta simplemente con empezar el ayuno antes de las ocho de la tarde e ir retomando poco a poco los alimentos hacia mediodía.

Para finalizar la cura depurativa

Evita volver enseguida a las comidas grasas, azucaradas y procesadas. Si has optado por una cura a base de zumos, incorpora a tu dieta los alimentos sólidos de manera progresiva: comienza por las frutas; al día siguiente, añade verduras cocidas; un día después, verduras crudas y, por último, cereales, legumbres, semillas oleaginosas y proteínas animales.

Después de la cura depurativa

Es importante remineralizar el organismo. Para ello, lo ideal es tomar alimentos ecológicos, de proximidad y de temporada, crudos o cocidos al vapor, ¡y sin olvidar los superalimentos!

Multiplicar al máximo el aporte nutricional

Mediante los superalimentos

Para realzar y aprovechar al máximo tu dieta, puedes integrar en ella los superalimentos, unos ingredientes cien por cien naturales que el ser humano lleva siglos utilizando y que son un auténtico tesoro nutricional a la hora de controlar la inflamación. Cubren perfectamente nuestras necesidades alimentarias, dado que contienen grandes cantidades de nutrientes, proteínas, vitaminas, minerales, oligoelementos, antioxidantes, ácidos grasos y principios activos. Por eso favorecen el correcto funcionamiento de nuestro organismo y son ideales para resolver estados carenciales. Pero no solo son importantes desde el punto de vista nutricional: también aportan numerosos beneficios para la salud, sobre todo para los sistemas inmunitario, digestivo, cardiovascular, urinario, endocrino y nervioso.

Una vez que hayas adoptado en tu día a día una dieta antiinflamatoria, y antes incluso de añadir complementos alimenticios, integra estos superalimentos todo lo posible para aprovechar sus múltiples virtudes.

Es difícil elegir un superalimento, ya que existen muchísimos y sus formas son de lo más variadas. Algunos son muy conocidos porque nos cruzamos con ellos casi a diario. Es el caso, por ejemplo, del ajo, del brócoli, del aguacate y de los arándanos. Pero también hay otros tipos de superalimentos más o menos exóticos, en forma de algas, bayas y frutos, plantas, raíces, hierbas, semillas, agua marina y productos de la colmena.

Aquí te dejo una pequeña lista (no exhaustiva):

• Las semillas oleaginosas
Las más conocidas son las semillas de cáñamo, la linaza y la chía. Deben consumirse añadiéndolas, crudas y molidas (aunque esto último es opcional en el caso de la chía), directamente a los platos. Se las considera superalimentos porque son auténticas bombas nutricionales, ricas en vitaminas, proteínas, antioxidantes, minerales y ácidos grasos.

• Las bayas
En este apartado encontramos los populares arándanos rojos, las bayas de goji y los alquequenjes. Las bayas son famosas por su alto contenido en vitaminas y antioxidantes. Puedes aprovechar sus virtudes consumiéndolas secas o frescas, o bien incorporándolas a tus purés de frutas o a tus *smoothies*. Añádelas a tu desayuno o a tu tentempié de media mañana para recargar bien las pilas.

Las semillas, raíces, hierbas, plantas y setas

– Las semillas germinadas
Son una verdadera fuente de vida, con un potencial enzimático muy interesante: un concentrado de micronutrientes y sabor. Las hay de todo tipo: semillas de lenteja, fenogreco, alfalfa, girasol, rábano, soja verde... Si no tienes mucha experiencia con ellas, empieza por el trébol y la alfalfa, que son semillas suaves y fáciles de hacer germinar.

También puedes encontrarlas ya germinadas y presentadas en bandejas en las tiendas de productos ecológicos, pero ten en cuenta que con un pequeño sobre de semillas que hagas germinar en casa obtendrás el equivalente a quince bandejas de cien gramos.

– Los rizomas de cúrcuma y jengibre
La cúrcuma, también conocida con el nombre de «jengibre amarillo» o «azafrán de la India», es un potente antiinflamatorio. Contiene una sustancia activa, la curcumina, con múltiples virtudes medicinales. Es antiinflamatoria, antiálgica y antioxidante, y gracias precisamente a esto último previene el envejecimiento celular. Además, limpia la sangre y ayuda al hígado en su trabajo de depuración y apoyo del organismo. No dudes en consumirla fresca cada día, añadiéndola a los zumos de frutas y verduras que prepares con tu licuadora. Dado que a nuestro cuerpo le resulta difícil absorber la curcumina, en caso de enfermedad inflamatoria es recomendable tomar durante varias épocas del año complementos alimenticios de curcumina (consulta la página 99).

El jengibre fresco es muy interesante por sus propiedades tónicas y antiinflamatorias y por el calor que aporta. Refuerza la inmunidad y el aparato digestivo y protege el hígado.

Es muy conveniente mezclar el jengibre y la cúrcuma con los zumos de frutas y verduras: consumidos de esta forma, los principios activos de la cúrcuma penetran en las células con mucha más facilidad y, una vez en ellas, las sanan y las depuran. Lo cierto es que la combinación de estas dos maravillosas especias es espectacular, porque el jengibre multiplica por mil la acción de la cúrcuma en nuestro organismo. Para aumentar los efectos de esta mezcla, puedes introducir unos granos de pimienta en tu licuadora.

– El zumo de hierbas
Se prepara con dos hierbas específicas: la del trigo y la de la cebada. Es posible comprarlo deshidratado, en forma de polvo. Este zumo, un verdadero concentrado de clorofila, permite limpiar la sangre, purificar los órganos y ralentizar el envejecimiento celular. Se recomienda diluirlo en un vaso de agua y tomarlo por las mañanas.

– Las setas
Reishi, chaga, cordyceps, maitake, melena de león, shiitake… Las setas medicinales son superalimentos conocidos por su riqueza nutricional.

Se trata de excelentes antiinflamatorios y potentes antioxidantes naturales que multiplican nuestras defensas.

El reishi: calma la mente, ya que ayuda al cuerpo a gestionar mejor el estrés. Además, refuerza y equilibra los sistemas endocrino e inmunitario. Por último, reduce los niveles de colesterol y la tensión arterial.

El chaga: dado su elevado contenido en superóxido dismutasa, el chaga es una seta con superpoderes antioxidantes. Es famoso por su capacidad para fortalecer el sistema inmunitario y combatir los agentes patógenos. Además, ¡es una deliciosa alternativa al café!

El cordyceps: reduce el estrés, aumenta la vitalidad, refuerza el sistema inmunitario y mejora maravillosamente el rendimiento físico.

El maitake: es un excelente tónico, que aporta energía y disminuye el estrés físico y mental.

La melena de león: esta seta es neuroprotectora y favorece la neurorregeneración. Reduce particularmente los síntomas de la ansiedad, la depresión y la demencia.

El shiitake: ¡es la seta más utilizada en la medicina china! Ralentiza el envejecimiento celular, disminuye el colesterol, mejora el bienestar del aparato digestivo y refuerza el sistema inmunitario.

Estas setas pueden consumirse frescas, en comprimidos, en cápsulas, en polvo, en tintura o bien secas, para elaborar infusiones. Te recomiendo que las compres ecológicas, sin OGM, sin aditivos, sin conservantes y no ionizadas.

Las microalgas

La espirulina, la clorela y la klamath presentan una importante concentración de proteínas, minerales y otras vitaminas. Entre todas ellas, la espirulina destaca por sus potentes propiedades naturales antiinflamatorias y antiálgicas.

– La espirulina

¡Esta microalga de agua dulce es una joya nutricional! Es rica en vitaminas, proteínas, carotenoides, antioxidantes y minerales, sobre todo hierro. Mejora la recuperación física, refuerza el sistema inmunitario, reduce la inflamación y el dolor y ralentiza el envejecimiento celular. Es muy recomendable en casos de inflamación crónica, estados carenciales o fatiga.

De todas formas, aunque estas microalgas sean naturales, no olvides escuchar bien a tu cuerpo: empieza siempre por una pequeña dosis (una cucharadita al día) y ve aumentándola progresivamente (hasta dos cucharaditas al día).

El agua de mar

El plasma marino, rico en minerales y oligoelementos, es un potente antiinflamatorio y remineralizante. El Eau de Quinton aporta energía, vitalidad y concentración, permite adaptarse mejor al estrés y mejora el estado del aparato digestivo. Existe en versión isotónica e hipertónica. Para remineralizarte correctamente, toma dos ampollas de Eau de Quinton Hypertonic al día (una por la mañana y otra a mediodía, quince minutos antes de las comidas) durante un mes. Cuidado: su uso está contraindicado en caso de hipertensión arterial, insuficiencia cardiaca e hipertiroidismo. Las mujeres embarazadas, los niños y las personas mayores deberán optar por la versión Isotonic, siempre y cuando su médico lo autorice.

Los productos de la colmena

La jalea real, el polen y la miel son los más conocidos y utilizados, principalmente porque presentan un interesante contenido en vitaminas, minerales y proteínas.

– La jalea real

Esta sustancia hipernutritiva se compone de aminoácidos, oligoelementos, minerales y vitaminas, además de agua, que supone un 70 % de su contenido. Es adaptógena (es decir, aumenta la resistencia del organismo frente al estrés), tiene un efecto reconstituyente y mejora las capacidades físicas e intelectuales. Además, refuerza la inmunidad y es muy interesante en el caso de los estados de baja forma. Debes consumirla fresca, a modo de cura en los periodos de cambio de estación (por ejemplo, en primavera y otoño), durante tres semanas, a razón de cuatrocientos miligramos al día (es decir, una cuchara medidora pequeña). Tómala en ayunas, por la mañana, quince minutos antes del desayuno. Para una mejor absorción, colócatela bajo la lengua y espera a que se funda.

Cuidado: está contraindicada en el caso de las mujeres embarazadas o que den el pecho, así como en el de los niños pequeños. Tampoco deben consumirla las personas que presenten algún tipo de alergia a los productos de la colmena (miel, polen) y a las picaduras de abeja.

– El polen fresco de abeja

Contiene potentes probióticos, sumamente beneficiosos para la microbiota intestinal. Para aprovechar al máximo todas sus virtudes, consúmelo fresco. ¡Tomar una cucharada sopera de este producto en el desayuno es un gesto ideal para empezar bien el día! No obstante, hay que tener en cuenta que está contraindicado en caso de alergia a los productos de la colmena y de cánceres hormonodependientes.

– La miel

Con sus numerosos minerales, vitaminas y oligoelementos, la miel ejerce un potente efecto antiinflamatorio, antibacteriano, antiséptico y antioxidante. Lo ideal es elegir una miel ecológica y cruda para disfrutar de todas sus propiedades.

La miel de brezo combate el reumatismo. La miel de acacia es antiinflamatoria.

Como hemos visto, existen numerosas categorías de superalimentos. Lo que los hace tan interesantes es su composición. Por eso debes consultar bien sus etiquetas para entender qué puede aportarte cada uno de ellos. Recuerda, no obstante, que los superalimentos solo obrarán su efecto milagroso si se combinan con un estilo de vida adecuado, que incluya elementos como una alimentación saludable y equilibrada.

Elige superalimentos sanos, cien por cien naturales y ecológicos, y, si es posible, consúmelos crudos, porque es así como conservan toda su riqueza nutricional. Además, debes tener cuidado: el consumo de estos nutrientes es bueno; el consumo excesivo, no. No dudes en consultar a un naturópata para que te ayude a escoger los superalimentos más adecuados para tu metabolismo.

Y recuerda que hay muchos otros superalimentos: la lúcuma de seda, la algarroba, la uña de gato, la maca, el nopal, el acai, la klamath, el konjac, la lúcuma, la moringa...

Complementos alimenticios

Debemos recordar que, antes de recurrir a un complemento alimenticio, es fundamental que adoptemos una dieta antiinflamatoria para desinflamar nuestro terreno. Los complementos no son productos milagro y no pueden sustituir en ningún caso a una alimentación sana y variada. De hecho, tomar suplementos de manera incorrecta y sin el seguimiento de un especialista entraña una serie de riesgos, como la interacción con determinados medicamentos o una dosificación excesiva. Para ayudarte a reducir tu inflamación crónica y a recuperar tu mucosa intestinal, un naturópata podrá proponerte complementos alimenticios que incluyan los siguientes nutrientes:

La vitamina C

La vitamina C en nuestra dieta: cítricos, fresas, casis, kiwis, verduras crucíferas, pimientos, etc.

La vitamina C es fundamental para el sistema inmunitario. Además, tiene un efecto antiinflamatorio, antiálgico y antitóxico y facilita la absorción de hierro. Se recomienda tomar unos 110 miligramos de esta vitamina al día en el caso de los adultos (un poco más para las personas de más de setenta y cinco años, las mujeres embarazadas y los fumadores).

La vitamina D

La vitamina D en nuestra dieta: las setas, el pescado azul (salmón, arenque, sardina, hígado de bacalao), etc.

Esta vitamina contribuye a la regulación de los procesos inflamatorios. Lo ideal es tomar una gota al día de vitamina D3 en forma de microemulsión con 2000 UI por gota. En caso de enfermedad inflamatoria crónica, puede consumirse durante todo el año.

El magnesio

El magnesio en nuestra dieta: las verduras verdes, los cereales integrales, la fruta, los frutos secos, el chocolate negro, las legumbres, etc.

El magnesio es un mineral antiinflamatorio que permite reducir de una forma significativa los niveles de proteína C reactiva (PCR), un marcador sanguíneo presente en los casos de inflamación aguda o crónica (consulta el apartado «Análisis biológicos para detectar la inflamación crónica», página 39). La dosis recomendada para los suplementos de magnesio es de 350 miligramos al día en el caso de los adultos durante al menos tres meses. Es preferible tomar magnesio marino (que es más fácil de asimilar para nuestro organismo) acompañado de vitamina B6, que facilita su absorción. Cuidado: el magnesio está contraindicado en caso de insuficiencia renal severa.

El zinc

El zinc en la dieta: ostras, casquería, setas shiitake, lentejas, cereales integrales, dátiles, anacardos, nueces de Brasil, boniatos, etc.

El zinc es un mineral imprescindible para el bienestar general. Este potente antioxidante ayuda a nuestro metabolismo y refuerza nuestro sistema inmunitario. Por desgracia, muchas personas sufren hoy déficit de zinc, lo cual favorece la inflamación crónica, ya que altera la respuesta inmunitaria e incrementa el estrés oxidativo. Los suplementos de zinc permiten restablecer el correcto funcionamiento del sistema inmunitario y combatir las infecciones virales. Para determinar si necesitas tomar zinc puedes hacerte un análisis de sangre. Por lo general, en caso de carencia, la dosis de suplementos de zinc recomendada es una ampolla al día durante al menos un mes.

La curcumina

Para multiplicar los efectos de la cúrcuma, lo ideal es tomar cápsulas de curcumina, uno de sus principios activos, con numerosas propiedades, entre ellas la reducción de las inflamaciones y del estrés oxidativo. La curcumina es ideal en caso de inflamación intestinal y articular. Dado que a nuestro organismo le resulta muy difícil absorber la curcumina, es importante elegir complementos alimenticios de alta biodisponibilidad para que nuestro cuerpo los asimile sin problemas. La curcumina debe utilizarse como tratamiento de un mes cada trimestre o bien, en caso de picos de inflamación, durante cortos periodos, para aprovechar su acción antiinflamatoria. La dosis general es de una cápsula al día, preferentemente durante las comidas.

El aceite de pescado (omega-3 EPA y DHA)

Los ácidos grasos omega-3 tienen un efecto positivo en los estados de inflamación crónica, ya que reducen la inflamación y el dolor. Empieza incorporando a tu dieta alimentos que contengan omega-3, como la sardina y la caballa. El aceite de pescado es una fuente nutricional muy rica en ácido graso omega-3 EPA y DHA. Para aprovechar su efecto antiinflamatorio, se recomienda tomar cada día nueve cápsulas de un gramo, equivalentes a diez mililitros de aceite de pescado. Con el fin de evitar los contaminantes que suelen hallarse en los peces, te aconsejo elegir aceites de pescado con certificado EPAX, un sello que garantiza que el aceite se ha extraído de especies de tamaño pequeño (caballas, sardinas o boquerones) y aplicando procedimientos de pesca responsables (etiqueta Friends of the Sea). Estos aceites están libres de contaminación (no tienen trazas de metales pesados ni de mercurio) y se encuentran protegidos frente a la oxidación.

Si sigues una dieta vegana o vegetariana, tienes una alternativa rica en ácido omega-3: la microalga *Schizochytrium*.

El resveratrol

Este antioxidante natural, que es un polifenol, se encuentra en las bayas negras y en las uvas negras. Ralentiza el estrés oxidativo (responsable del envejecimiento celular), ya que neutraliza los radicales libres presentes en el organismo. Tomado como complemento alimenticio, el resveratrol alivia la inflamación global y los dolores articulares generales y frena el envejecimiento celular. Es preferible consumirlo en su forma *trans*, en lugar de en su forma *cis*, ya que nuestro organismo la asimila más fácilmente. Como medida preventiva, se recomienda seguir un tratamiento de dos meses, dos o tres veces al año, a razón de una cápsula al día, tomada durante las comidas.

La ficocianina

Se trata del pigmento azul de la espirulina. Este oro azul, con una potente acción antiinflamatoria, antioxidante y antialérgica, es mucho más eficaz que la espirulina, de hecho. Permite regular la inmunidad y aumenta la capacidad de transporte de oxígeno. La ficocianina puede tomarse como tratamiento de entre treinta y noventa días, en dosis diarias de diez mililitros (es decir, una ampolla).

La L-glutamina

La glutamina es un aminoácido que produce nuestro propio cuerpo. Está muy presente en la sangre y en los músculos y contribuye a la síntesis de las proteínas, además de reforzar el sistema inmunitario, proteger la pared intestinal y equilibrar el organismo. No se considera un aminoácido esencial porque nuestro organismo puede generarla por sus propios medios y, según sus necesidades, a partir de determinados alimentos. Una dieta desequilibrada, el estrés extremo, ciertos traumas, algunos medicamentos o incluso una gastroenteritis pueden reducir considerablemente el nivel de glutamina en sangre, lo cual, llegado el caso, dará lugar a trastornos crónicos. Es importante que las personas que sufran de alguna enfermedad inflamatoria tomen de forma periódica glutamina a través de una alimentación equilibrada y variada, con el fin de reducir su permeabilidad intestinal. Este aminoácido se encuentra fundamentalmente en el pescado, el pollo y los productos lácteos (aunque en caso de patología inflamatoria deberás evitar estos últimos, o bien apostar por productos elaborados con leche de cabra), así como en ciertos vegetales, como las alubias, las espinacas y las remolachas. Para favorecer y acelerar el crecimiento y la reparación de la mucosa puede ser necesario recurrir a suplementos. Para que estos sean realmente eficaces, se recomienda tomar una dosis mínima de cinco gramos al día. Cuanto más grave sea el estado de la inflamación, más tiempo deberá mantenerse el tratamiento (¡que, por supuesto, en ningún caso deberá prolongarse de manera indefinida!). Los suplementos de L-glutamina se encuentran disponibles en cápsulas y en polvo.

Alivia tu dolor y tu inflamación actuando directamente sobre ellos

> «Escucha a tu cuerpo cuando te susurra para que más tarde no tengas que oírlo gritar.»
>
> Proverbio tibetano

Una enfermedad inflamatoria puede generar mucho dolor en el día a día. El dolor crónico es una sensación desagradable e invasiva que en ocasiones acaba ocupando un espacio importante en la vida de las personas que padecen una patología inflamatoria. Independientemente de que su origen sea físico o psicológico, lo cierto es que el dolor limita sus acciones cotidianas y las lleva a encerrarse cada vez más en sí mismas. Cuando se ha llegado ya a ese punto, aparece el malestar psíquico, acompañado de un estado de estrés permanente y de una tensión nerviosa muscular que, a su vez, genera aún más dolor.

Para romper este círculo vicioso, es fundamental practicar cada día una serie de actividades físicas, ejercicios de visualización y ciertas técnicas que ayudan a prevenir y a aliviar el dolor y la inflamación.

Liberar la tensión del cuerpo en el día a día

¡Somos seres de movimiento! Nuestro cuerpo, de hecho, está diseñado para moverse. Al hacerlo, mejoramos nuestro estado de ánimo y nuestra sexualidad, fortalecemos nuestro sistema inmunitario, expulsamos toxinas, fijamos el calcio a los huesos, mantenemos un peso adecuado y aliviamos el dolor.

Para eliminar las tensiones corporales, es imprescindible que nos movamos regularmente. Si tu modo de vida es más bien sedentario, concédete a lo largo del día varias pausas para realizar movimientos y estiramientos sencillos o para caminar. De esa manera, liberarás las tensiones físicas y también las mentales.

Recuerda que la práctica habitual de alguna actividad física reduce el dolor, el estrés y, a largo plazo, la inflamación. De hecho, cuando los músculos se contraen, liberan proteínas que ejercen un efecto antiinflamatorio y, al mismo tiempo, se produce una secreción de endorfina que alivia el dolor.

Pero no te preocupes, no es necesario que salgas a correr ni que levantes pesas: lo importante es que integres el movimiento en tu vida cotidiana y que le dediques cada día al menos entre veinte y treinta minutos. Puedes optar por actividades suaves, como el yoga, el pilates, el *chi kung*, el taichí, la bicicleta, la marcha o la natación, según tus gustos. Lo ideal es practicarlas en plena naturaleza para potenciar aún más el efecto de relajación y calma.

Si padeces una enfermedad inflamatoria, es probable que sufras también de estrés y te cueste mucho adaptarte. Pues bien, has de saber que cada vez que te encuentres en una situación de tensión, estrés u obligación, tu cuerpo responde a lo que estás percibiendo, a lo que estás sintiendo: en tu interior aparecen entonces frenos, nudos y bloqueos. A corto, medio y largo plazo, esos bloqueos se traducen en grandes dosis de rigidez en tus posturas, en tu columna vertebral y en tu forma de respirar. Muy pronto te darás cuenta de que tienes menos energía porque todas las tensiones se plasman en tu cuerpo y en tu mente y se expresan a través del dolor.

¿Qué hacer para remediarlo? Sencillamente, volver a darle al cuerpo la importancia que merece y eliminar sus tensiones.

Para liberar las tensiones del organismo, primero hay que escuchar su lenguaje corporal; a continuación, es necesario mover el cuerpo y, por último, relajarlo. Existen ejercicios muy sencillos que, practicados a diario, nos ayudan a relajar nuestros músculos y a calmar nuestra mente. Pueden practicarse en casa a diario y no requieren de largas horas de entrenamiento.

Entrar en contacto con quien eres en este instante

Para liberar las tensiones, es necesario que aceptes y sientas el estado en el que te encuentras en este preciso instante. Por eso debes volver a centrarte. Al escuchar de forma activa a tu cuerpo, a tu mente y a tus emociones, podrás captar los mensajes que te está enviando tu organismo y de los que tal vez no seas consciente.

Túmbate bocarriba, con el cuerpo totalmente relajado. Relaja también tu cabeza. Toma conciencia de cada parte de tu cuerpo: los dedos de los pies, los pies, los talones, las pantorrillas, los muslos, la pelvis, la espalda, la columna vertebral, los hombros, la nuca, los brazos, los codos, los antebrazos, las muñecas, las manos, los dedos de las manos… Destensa los músculos de la cara y cierra los ojos. Durante dos o tres minutos, concéntrate en tu respiración y escucha lo que siente tu cuerpo.

Movilizar el cuerpo

La idea es extender todas las articulaciones y liberar las tensiones de los tejidos.

La práctica de ciertas posturas permite resolver poco a poco las lesiones, recuperando la consciencia de la movilidad, al tiempo que se transforma la información de la sensación de bloqueo.

Con los estiramientos que aparecen a continuación podrás liberar correctamente las tensiones. Durante la práctica, recuerda inspirar por la nariz, llevando el aire a tu vientre, y espirar por la boca, relajando de nuevo los abdominales.

Estiramiento del tigre

El «tigre» representa la cadena muscular posterior que parte de los talones, asciende por la parte trasera de las piernas, continúa a lo largo de toda la espalda y llega a la base del cráneo, en concreto al occipucio. Esta cadena muscular tiende a crisparse, fundamentalmente por falta de actividad física, y en ella se acumulan numerosas tensiones. Podemos estirarla en tres niveles mediante tres ejercicios diferentes.

Primer ejercicio: liberar las tensiones de la espalda

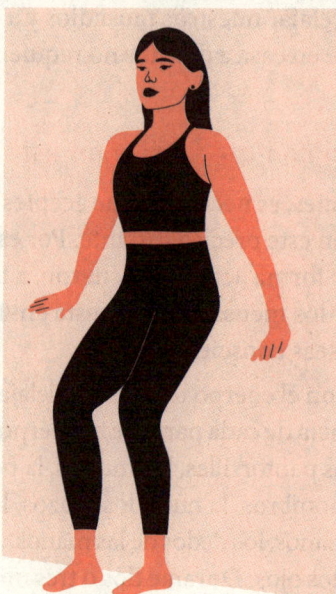

Mediante este ejercicio:

- se irrigan los músculos posturales profundos y todo el raquis;
- se libera la presión acumulada en los discos intervertebrales;
- se reduce el cansancio en el caso de las personas estresadas y demasiado sedentarias que pasan la jornada sentadas tras un escritorio o delante de una pantalla;
- se gestionan mejor las emociones reprimidas.

1. De pie, con la espalda apoyada en una pared, adelanta los pies, de modo que se separen de esa pared unos veinte centímetros. Separa las piernas a la altura de los hombros y flexiona ligeramente las rodillas. Mantén los brazos extendidos a los costados del cuerpo.

---

2. Mueve la pelvis hacia atrás: para ello, sube el pubis en dirección al ombligo, de modo que las lumbares queden menos arqueadas. Tus puntos de contacto con la pared serán el sacro, los omóplatos y la parte trasera de la cabeza.

3. Flexiona las muñecas para que los dedos de las manos apunten hacia delante. Separa lentamente los brazos del cuerpo, subiéndolos pegados a la pared, hasta que queden horizontales. No los levantes por encima de los hombros. Estíralos bien, como si estuvieses empujando con tus manos un muro imaginario.

4. Presiona las lumbares contra la pared para evitar que se ahuequen.

5. Pega tus vértebras cervicales a la pared. Para ello, mete el mentón y estira la nuca.

6. Mantén esta postura entre uno y tres minutos. Puedes practicar este ejercicio hasta tres veces al día.

Segundo ejercicio: eliminar las tensiones de las piernas

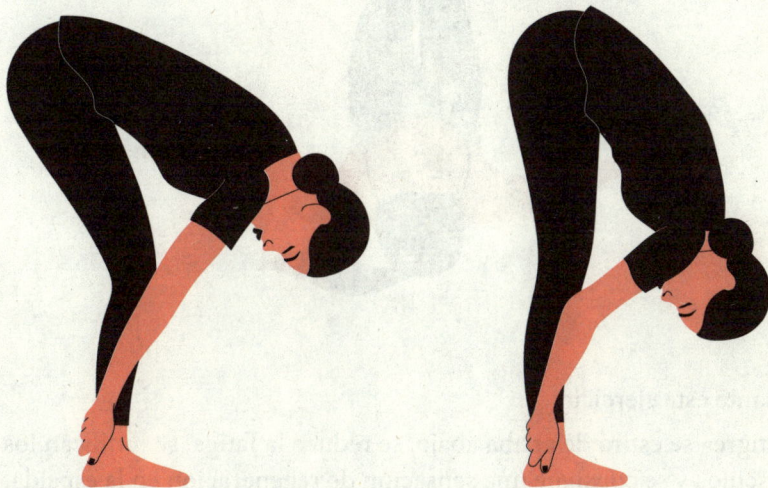

Mediante este ejercicio:

• se alivian los discos intervertebrales y la musculatura lumbar;

• se tonifica la musculatura anterior de los muslos;

• se liberan las tensiones acumuladas en la parte inferior del «tigre».

1. De pie, separa las piernas a la altura de los hombros y flexiona ligeramente las rodillas.

2. Inclínate hacia delante mientras espiras y, según seas más o menos flexible, agárrate con las manos los tobillos, los gemelos o las rodillas.

3. Relaja bien la cabeza, acercando el mentón ligeramente hacia el cuerpo y estirando un poco las cervicales.

4. Mantén esta postura dos o tres minutos. Puedes practicar este ejercicio hasta tres veces al día.

Tercer ejercicio: liberar las tensiones de toda la cadena posterior

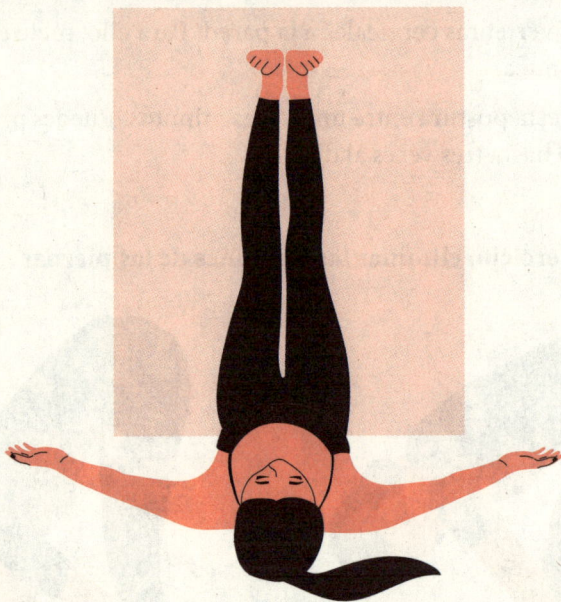

Mediante este ejercicio:
- el «tigre» se estira de arriba abajo, se reduce la fatiga, se tonifican los músculos y se consigue una sensación de regeneración en la espalda, las piernas y la nuca;
- se descongestiona la circulación de las extremidades inferiores;
- se mejora la irrigación del cráneo y de la cara;
- se reduce la ansiedad y se calma la mente;
- se incrementa la energía.

Cuidado: este ejercicio está contraindicado en las personas que padecen hipertensión arterial u ocular, cardiopatías, secuelas de accidentes cerebrovasculares, flebitis, cualquier enfermedad otorrinolaringológica aguda (otitis, rinitis, anginas o sinusitis), migrañas, cefaleas o dolor de muelas.

1. Túmbate bocarriba en el suelo, con las piernas juntas y los pies apoyados en la pared. Mantén los brazos extendidos a los costados del cuerpo.

2. Acerca todo lo que puedas los glúteos a la pared, pero sin que el sacro se separe del suelo (comprueba con tus manos que se encuentra bien apoyado en el suelo).

3. Extiende las piernas hacia arriba. Una vez que estés en esta postura, y sin forzar tu cuerpo en ningún momento, puedes optar por doblar las piernas o bien por mantenerlas estiradas sobre la pared. Todo dependerá de tu flexibilidad. Lo importante es que no fuerces.

4. Flexiona las muñecas de modo que los dedos apunten hacia el techo y los brazos queden bien estirados. Separa lentamente los brazos del cuerpo, deslizándolos sobre el suelo, para que las manos empujen unos muros imaginarios. En la cara interna de los brazos deberás notar tensión. Tus brazos han de quedar como máximo en cruz, a la altura de los hombros (es decir, en perpendicular con respecto al tronco).

5. Estira los pies de forma que sus dedos apunten hacia ti.

6. Estira la nuca acercando ligeramente el mentón al cuerpo. Las cervicales deben quedar bien apoyadas en el suelo.

7. Mantén esta postura entre uno y cinco minutos. Puedes practicar este ejercicio hasta tres veces al día.

Las torsiones

El efecto «escurrido» de estos ejercicios permite evacuar las impurezas acumuladas en los tejidos, facilita la afluencia de sangre «nueva», llena de oxígeno, y libera las ramificaciones nerviosas. Las torsiones son excelentes para relajar la espalda, estimular los órganos del aparato digestivo y deshacer las tensiones corporales y emocionales.

Primer ejercicio: postura de media *torsión ardha matsyendrasana*

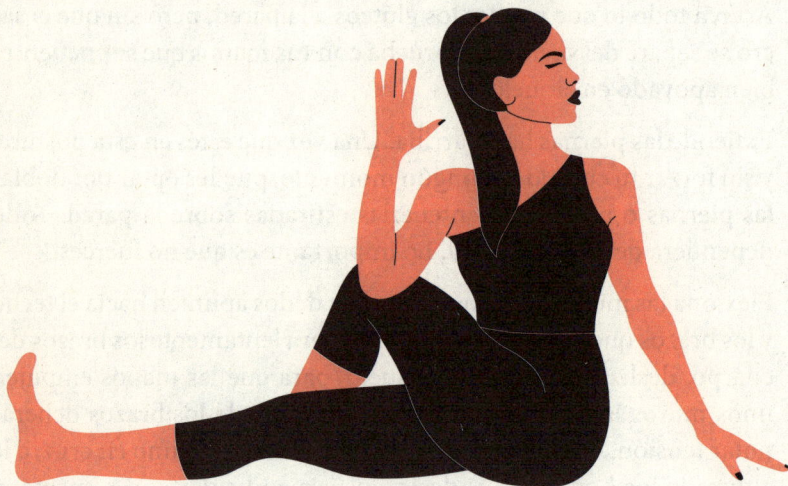

1. Siéntate en el suelo, con las piernas extendidas. Mientras inspiras profundamente, estira bien la columna vertebral, como si tuvieses un hilo en tu cabeza y alguien tirara de él en dirección al techo.

2. Flexiona la pierna izquierda y coloca el talón izquierdo en la cara exterior de la rodilla derecha, apoyando toda la planta de ese pie en el suelo.

3. Gira el tórax hacia la izquierda y coloca la mano izquierda en el suelo, por detrás del glúteo izquierdo.

4. Apoya el brazo derecho en la cara exterior de la pierna izquierda.

5. Gira todo lo que puedas la cabeza y el pecho hacia la izquierda.

6. Haz entre diez y veinticinco respiraciones profundas en esta postura. A continuación, realiza este mismo ejercicio hacia el otro lado.

Segundo ejercicio: postura de torsión del vientre *jathara parivar-tanasana*

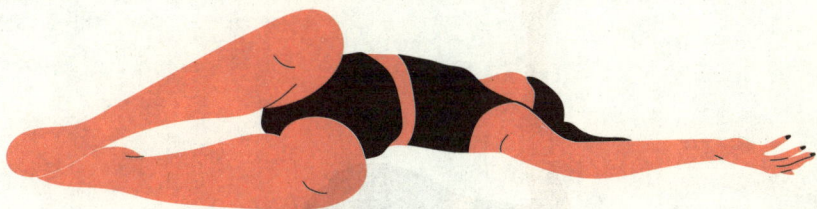

1. Túmbate bocarriba. Coloca los brazos en cruz, apoyados en el suelo, con las palmas de las manos hacia el techo. Mientras espiras, acerca las rodillas al pecho.

2. Inspira y, a continuación, espira mientras llevas las piernas hacia el lado izquierdo. La pierna izquierda debe tocar el suelo y el tobillo derecho debe apoyarse sobre el tobillo izquierdo. Intenta que las piernas y el torso formen un ángulo recto.

3. Gira la cabeza hacia la derecha y mira hacia tu mano derecha.

4. Haz entre diez y veinticinco respiraciones profundas en esta postura. A continuación, realiza este mismo ejercicio hacia el otro lado, llevando las rodillas hacia la derecha.

Tercer ejercicio: postura del triángulo en torsión *parivrtta trikonasana*

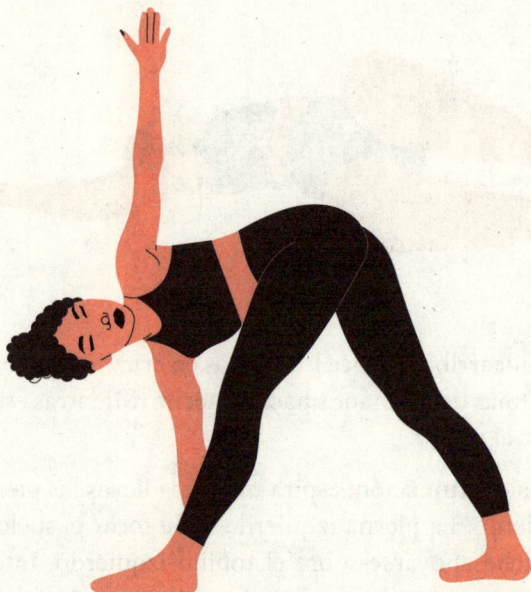

1. Separa las piernas aproximadamente un metro.
2. Levanta los brazos hasta que queden en paralelo con respecto al suelo, con las palmas de las manos hacia abajo.
3. Gira el pie derecho 60° hacia el interior y el pie izquierdo 90° hacia el exterior. Alinea el talón izquierdo con respecto al talón derecho.
4. Mientras espiras, gira el tronco y la pelvis hacia la izquierda.
5. Mueve la mano derecha hacia abajo, colocándola en la cara interior del pie izquierdo. Si no llegas al suelo, apóyala en un bloque (un objeto en forma de ladrillo).
6. Levanta el brazo izquierdo y extiéndelo de modo que prolongue la línea formada por el brazo derecho. Dirige la mirada hacia el pulgar izquierdo.
7. Mantén las rodillas tensas. No separes del suelo los dedos del pie izquierdo. Estira los hombros y los omóplatos. Quédate en esta postura durante treinta segundos, aproximadamente, mientras respiras con normalidad.
8. Inspira, separa la mano derecha del suelo y vuelve a la posición de partida. Mientras espiras, empieza a repetir la postura, ahora del lado derecho.

Relajar el cuerpo

Soltar el cuerpo es importante para evacuar todas nuestras tensiones físicas y mentales, y para eso es muy eficaz el entrenamiento autógeno de Schultz. Esta técnica de relajación nos invita a relajarnos de manera profunda mientras nos concentramos en nuestras sensaciones corporales. Permite calmar la mente, eliminar el estrés, gestionar mejor la ansiedad, liberar las tensiones musculares y favorecer la autorregulación de las funciones corporales.

El objetivo es llevar el cuerpo y la mente a una situación de reposo mediante la descontracción muscular y la inducción.

Busca un lugar tranquilo en el que nadie pueda molestarte. Túmbate bocarriba, con los brazos estirados a los costados del cuerpo y las palmas de las manos mirando al techo. Toma conciencia de tu posición y de los puntos en los que tu cuerpo está en contacto con el suelo. Respira hondo.

Antes de iniciar esta práctica, deberás haberte grabado leyendo el siguiente texto, con una voz serena y un ritmo lento. Durante el ejercicio, escucha tu grabación.

«Me pongo cómoda. Cierro los ojos suavemente. Estoy tranquila, profundamente tranquila. Estoy totalmente tranquila.

»Imagino que en mi mano derecha se posa un objeto pesado. La sensación de pesadez invade toda mi mano. La sensación de pesadez me recorre desde la mano hasta el hombro. Mi brazo derecho está relajado y es pesado. Mi brazo derecho es cada vez más pesado. Agradablemente pesado y relajado. Todo mi brazo derecho es pesado.

»Imagino que en mi mano izquierda se posa un objeto pesado. La sensación de pesadez invade toda mi mano. La sensación de pesadez me recorre desde la mano hasta el hombro. Mi brazo izquierdo está relajado y es pesado. Mi brazo izquierdo es cada vez más pesado. Agradablemente pesado y relajado. Todo mi brazo izquierdo es pesado.

»Imagino que en mi pierna derecha se posa un objeto pesado. La sensación de pesadez invade toda mi pierna derecha. Mi pierna se vuelve pesada, agradablemente pesada. Mi pierna derecha está relajada y es pesada. Agradablemente relajada y pesada.

»Imagino que en mi pierna izquierda se posa un objeto pesado. La sensación de pesadez invade toda mi pierna izquierda. Mi pierna se vuelve pesada, agradablemente pesada. Mi pierna izquierda está relajada y es pesada. Agradablemente relajada y pesada.

»Siento como todo mi cuerpo se vuelve cada vez más pesado: mis dos brazos, mis dos piernas, cada vez más pesados. Todo mi cuerpo va ganando peso poco a poco y se vuelve placenteramente pesado.

»Ahora imagino que un rayo de sol acaricia mi pierna derecha. Mi pierna se vuelve más y más cálida, agradablemente cálida. El calor se expande por toda mi pierna derecha y después sube hasta acariciar mi mano derecha. Mi mano derecha es cálida. Se vuelve más y más cálida, agradablemente cálida. Este calor agradable se expande por todo el lado derecho de mi cuerpo.

»Ahora otro rayo de sol acaricia mi pierna izquierda. Mi pierna se vuelve más y más cálida, agradablemente cálida. El calor se expande por toda mi pierna izquierda y después sube hasta acariciar mi mano izquierda. Mi mano izquierda es cálida. Se vuelve más y más cálida, agradablemente cálida. Este calor agradable se expande por todo el lado izquierdo de mi cuerpo. Ahora mis dos manos son cálidas, mis dos piernas son cálidas. Estoy serena y tranquila. El calor recorre todo mi cuerpo. Es un calor reconfortante, tranquilizador y bondadoso. Ahora todo mi cuerpo es cálido y pesado.

»Mi corazón late tranquilo y con regularidad. Escucho los latidos de mi corazón, tranquilos y regulares. Es un órgano fuerte. Me tomo unos instantes únicos para escucharlo. Si siento que mi corazón late con fuerza o con agitación, lo calmo conscientemente. Mi corazón late tranquilo y con regularidad. Estoy serena, relajada y en paz. Mi respiración es tranquila y armoniosa. Vivo mi respiración. Todo respira en mí, todo respira calma. Mi respiración es profunda y tranquila. Estoy serena, todo mi cuerpo está sereno y tranquilo.

»Ahora imagino un rayo de sol sobre mi vientre, en mi plexo solar. Mi vientre se vuelve más y más cálido. Mi vientre es agradablemente cálido y el calor se va expandiendo por todo mi cuerpo. Mi cuerpo es agradablemente cálido, como si estuviese sumergido en un baño de agua caliente.

»Mi cabeza, mi cara, están fuera del agua. Imagino un soplo de aire fresco sobre mi frente. Mi frente está fresca y su frescor activa mi inteligencia y mi lucidez. Ese frescor moviliza toda mi energía, y me siento preparada para dar lo mejor de mí en una acción que elijo y que empiezo a visualizar. Activo todas mis capacidades y mi inteligencia para alcanzar mis objetivos. Realizo mi acción y alcanzo mis objetivos de una manera concentrada y tranquila. Estoy serena y tranquila, y, al mismo tiempo, determinada a actuar.

»Aprovecho este estado de bienestar, relajación y serenidad. A continuación, cuando me siento ya lo suficientemente tranquila, relajada y serena, vuelvo a tomar contacto con mi cuerpo, con mi respiración. Muevo suavemente los dedos de las manos y los pies. Inspiro hondo. Me estiro. Si lo necesito, bostezo. Puedo abrir poco a poco los ojos y volver a conectarme con la habitación en la que me encuentro. Me tomo todo el tiempo necesario para salir de esta postura.»

Canalizar el dolor a través de la conciencia corporal

Todo nuestro dolor, sea intenso, sordo, violento o ligero, tiene siempre su origen en el cerebro. El plano mental desempeña un importante papel en la percepción del dolor y puede acompañar o sustituir a la administración de medicamentos. Los seres humanos contamos en nuestro cerebro con potentes mecanismos capaces de modular la intensidad de la sensación. ¿No has notado que cuando sientes ira, estrés, ansiedad o melancolía tus dolores se intensifican y que, por el contrario, cuando te ríes, te tranquilizas, te serenas o te sientes feliz el dolor se hace más soportable, menos intenso? Las emociones negativas siempre favorecen y amplifican el dolor, mientras que las emociones positivas lo mitigan. Por ejemplo, el mero hecho de reír nos hace producir la morfina natural, es decir, la endorfina. ¡Esto significa que podemos intervenir en nuestro propio dolor!

La técnica psicocorporal de la visualización permite regular la intensidad y la percepción del dolor.

La visualización antidolor es un ejercicio de imágenes mentales que ayuda a llevarlas al terreno sensorial y aliviar así una molestia o un dolor. Aquí no se trata de eliminar la sensación, sino de canalizarla. En realidad, el dolor constituye una señal de alarma muy útil. Nos informa de que existe un desequilibrio, susurrándonos: «¡Presta atención a esta zona, hay algo que corregir en ella!». Si ahogamos ese mensaje tomando medicamentos, corremos el riesgo de que un poco más adelante se active una alarma mucho más intensa o de que aparezca otra alarma diferente en otra zona del cuerpo.

Para controlar mejor el dolor, este ejercicio se debe repetir todas las veces que sea necesario.

Antes de iniciar esta práctica, deberás haberte grabado leyendo el siguiente texto, con una voz serena y a un ritmo lento. Durante el ejercicio, escucharás tu grabación.

«Siéntate o, si lo prefieres, túmbate. Lo importante es que estés en una posición cómoda. Haz dos respiraciones abdominales. Cuando inspires, toma el aire por la nariz y llévalo a tu vientre, para que se hinche como una pelota. Cuando espires, exhala por la boca mientras relajas el abdomen.

»Voy a orientarte hacia una zona determinada de tu cuerpo y te propondré que experimentes una serie de sensaciones en ella. Te darás cuenta de que de vez en cuando te asaltarán pensamientos que te distraerán de esta práctica. No te enredes en ellos, no te aferres a ellos. Concéntrate en tu respiración. Si en algún momento lo necesitas, muévete para adoptar una posición más cómoda.

»Dirige primero tu atención al lugar en el que te encuentras. Observa las paredes, el techo, las ventanas y las puertas. Después, elige un punto fijo que esté frente a ti. Ahora respira profundamente tres veces. Cuando termines la tercera espiración, cierra los ojos.

»Toma conciencia de la sensación del dolor, dirige tu atención a ella. Valora esa sensación de dolor en una escala del cero al diez. Concéntrate en la zona en la que sientes el dolor. Dentro de esta zona dolorosa, lleva tu atención al punto donde más te duele. El punto más doloroso.

»Concéntrate bien en ese punto. Ahora imagina que colocas en él una sensación agradable que servirá para calmar el dolor. Puede ser una sensación de frío o de calor, una brisa ligera, un masaje suave… Lo que tú quieras. Imagina esa sensación en el punto más doloroso. A continuación, coloca en ese punto un color agradable y relajante. Un color que a ti te parezca que alivia el dolor. Después, coloca en ese punto la imagen de un paisaje que, para ti, represente la calma, la suavidad. Colócalo sobre el lugar que te duele, como si fuera una pequeña venda. Por último, imagina un sonido que te resulte relajante y cuyas vibraciones toquen el punto en el que sientes dolor. Las vibraciones van a envolver ese punto.

»Ahora vuelve a colocar la sensación calmante (el calor, el frío, la caricia…); después, el color relajante; después, el paisaje; después, el sonido…, y de nuevo la sensación, el color, el paisaje, el sonido… la sensación, el color, el paisaje, el sonido… Una vez más: la sensación, el color, el paisaje, el sonido… la sensación, el color, el paisaje y el sonido.

»Ahora, respira tranquilamente. Poco a poco, vas a salir de esta postura. Siente todo tu cuerpo… Siente los puntos en los que estás apoyada en la silla o en el suelo. Muévete ligeramente. Cuando estés lista, abre los ojos poco a poco y vuelve a valorar tu sensación de dolor en una escala del cero al diez.»

No dudes en repetir este ejercicio si lo necesitas.

Saber elegir las técnicas adecuadas para prevenir y aliviar el dolor y la inflamación

Además de los ejercicios de liberación de las tensiones del cuerpo y de las prácticas de visualización, existen otras técnicas muy sencillas que puedes aplicar de manera autónoma para evitar tomar medicamentos antiálgicos o antiinflamatorios.

Las técnicas con agua

El baño caliente

Un buen baño de agua caliente (a entre 37 y 38,5 °C) permite aliviar el dolor y la inflamación crónica. De hecho, el agua caliente reduce la presión en el interior de los vasos sanguíneos, favorece la relajación y fomenta la liberación de endorfinas, es decir, de las hormonas del bienestar, que son perfectas para bloquear el dolor y el estrés.

Para multiplicar el efecto antiinflamatorio y antiálgico, añade al agua del baño dos puñados de sales de Epsom y entre cinco y diez gotas de aceite esencial de katafray (atención: este aceite está contraindicado en el caso de los niños menores de seis años y las mujeres embarazadas o que estén dando el pecho). El aceite esencial no se dispersa de forma natural en el agua de la bañera, por lo que hay que tener cuidado para evitar las quemaduras. Por eso, es fundamental diluirlo en un dispersante (por ejemplo, en el gel de ducha).

Si no tienes bañera, ¡que no cunda el pánico! Un barreño también sirve: vierte un puñado de sales de Epsom y cinco gotas de aceite esencial de katafray (mezcladas previamente con un dispersante) y… ¡disfruta de un baño de pies!

La bolsa de agua caliente

La bolsa de agua caliente de nuestras abuelas no solo sirve para calentarse los pies en invierno: también es ideal en caso de dolor y de inflamación, porque sus efectos son similares a los de un antiinflamatorio no esteroideo. Aplícatela, envuelta en un trapo, en la zona dolorida y mantenla entre quince y veinte minutos. Repite la operación si es necesario.

―――――――

Las técnicas de respiración

La respiración antidolor (3-3-6-3)

Sea cual sea la intensidad de tu dolor, este ejercicio respiratorio aliviará tu sufrimiento.

1. Inspira por la nariz, tomando aire durante tres segundos y llevándolo a tu vientre y a tu pecho.
2. Contén la respiración, manteniendo los pulmones llenos de aire, durante tres segundos.
3. Espira lentamente por la nariz durante seis segundos. Empieza por vaciar de aire el pecho y después haz lo mismo con el vientre.
4. Mantente tres segundos con los pulmones vacíos, mientras relajas bien todas las zonas de tu cuerpo. Es esta fase la que genera un efecto analgésico.
5. Repite este ciclo de respiración (pasos 1 a 4) durante tres minutos.

La respiración antiinflamatoria

Esta técnica respiratoria permite restablecer el equilibrio del sistema nervioso autónomo, la fisiología, y reforzar el sistema inmunitario. Es ideal para las inflamaciones crónicas. Debe practicarse con el estómago vacío, durante quince minutos, en tres ciclos de treinta respiraciones cada uno.

1. Inspira hondo por la nariz. Lleva el aire primero al vientre, para que se hinche, y después al pecho.
2. Espira lentamente por la boca. Empieza por vaciar de aire el pecho y luego haz lo mismo con el vientre.
3. Repite los pasos 1 y 2 durante treinta respiraciones.
4. Tras la última espiración, quédate en apnea, conteniendo la respiración con los pulmones vacíos.
5. Cuando sientas de nuevo la necesidad de respirar, haz una larga inspiración, hinchando bien el vientre, primero, y después el pecho.
6. Vuelve a quedarte en apnea, conteniendo la respiración con los pulmones llenos, durante diez segundos. Este es el final del primer ciclo.
7. Repite tres veces este ciclo de respiración.

Un *mudra* para calmar el dolor: *mukula mudra*, el gesto de la mano de pico

Para realizar este ejercicio no es necesario profesar ninguna religión ni ser creyente: en nuestra vida cotidiana todos adoptamos de forma inconsciente determinados *mudras*. En sánscrito, esta palabra significa «sello» y se refiere precisamente a una postura de las manos y de los dedos que permite sellar una intención, es decir, se trata de un símbolo en el plano del cuerpo o de la mente. Y precisamente en los dedos tenemos multitud de terminaciones nerviosas. Las manos, que se consideran en este caso un microcosmos del cuerpo humano, permiten actuar sobre todo el organismo. Al realizar determinados gestos con los dedos, se libera una energía muy concreta que aporta armonía, equilibrio y beneficios para la salud. Existen más de cincuenta mudras, que se pueden practicar con la mano o con los dedos. Cada uno de ellos corresponde a una situación o a un sentimiento particular.

Para aliviar y calmar un dolor en cualquier lugar del cuerpo, existe la *mukula mudra*. Este gesto sanador activa las fuerzas de autocuración al dirigir la energía hacia el órgano o la parte del cuerpo afectados por el dolor, la debilidad o la tensión.

Puedes practicarla cuando lo necesites o también de manera preventiva, repitiéndola cinco veces al día durante cinco minutos.

1. Imagina que un rayo de luz atraviesa las palmas de tus manos.

2. Forma con cada una de tus manos una especie de pico, uniendo las puntas de los dedos.

3. Coloca una mano (o las dos) así dispuesta (la *mukula mudra*) sobre la zona en la que lo necesites. Imagina que este gesto de sanación actúa como un rayo que favorece la regeneración.

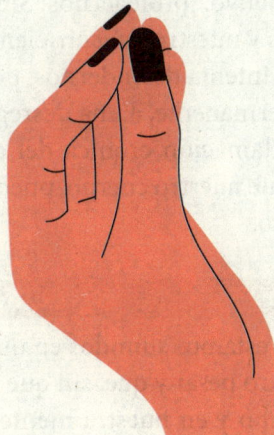

Los aceites esenciales

Algunos aceites esenciales, con propiedades antiinflamatorias y antiálgicas, son sumamente eficaces a la hora de aliviar y calmar el dolor relacionado con la inflamación.

A continuación encontrarás mi combinación favorita, que contiene potentes principios activos contra la inflamación, el dolor y el reumatismo.

En un frasco cuentagotas de cristal vierte:
- 75 gotas de aceite vegetal de neguilla;
- 15 gotas de aceite esencial de lavandín super;
- 15 gotas de eucalipto limón;
- 15 gotas de aceite esencial de geranio rosa;
- 8 gotas de aceite esencial de menta piperita.

Aplícate en la zona dolorosa tres gotas de esta mezcla, tres veces al día, durante cinco días como máximo. Cuidado: esta combinación está contraindicada en el caso de las personas epilépticas, las mujeres embarazadas o que dan el pecho y los niños menores de seis años. Antes de utilizarla por primera vez, asegúrate de que no te provoca alergia. Para comprobarlo, viértete unas gotas en la cara interna del codo.

Recupera el equilibrio anímico y emocional

Nuestro sistema nervioso es como nuestra placa base: vincula nuestro subconsciente, nuestros traumas y nuestras emociones al cuerpo, y todo ello con un solo objetivo: ¡protegernos! Sin embargo, si no liberamos nuestras emociones y nuestro subconsciente se va sobrecargando de las heridas de las que intenta defendernos, podemos llegar a una situación de adrenalina permanente, a una desregulación sistémica y, en consecuencia, a una inflamación crónica del organismo. Por suerte, nuestra mente, al igual que nuestro cuerpo, puede recuperar por sí misma el estado de equilibrio.

Aprender a guiar y liberar las emociones difíciles

De la mañana a la noche estamos sumidos en un torbellino de emociones, que se activa a nuestro pesar y que, sin que nadie lo haya invitado, se cuela en nuestro cuerpo y en nuestra mente para hacernos actuar, reflexionar y reaccionar.

No siempre es fácil vivir nuestras emociones, sobre todo las que se califican de «negativas». Sin embargo, hay que ser conscientes de que todas ellas son sanas y fundamentales. Sin emociones careceríamos de brújula para orientarnos en la vida. Todas las emociones contienen un mensaje subyacente: nos aportan información sobre lo que estamos viviendo y nos permiten saber si vamos o no en la dirección correcta y qué es lo que debemos hacer para actuar en consecuencia. Sin embargo, tendemos a acallarlas, a reprimirlas y, por tanto, a guardarlas en nuestro interior. Al rechazarlas, se favorece la inflamación, las emociones se van cristalizando en diferentes partes de nuestro cuerpo y, tarde o temprano, pueden salir a la superficie de manera descontrolada y generar síntomas físicos, e incluso enfermedades.

Por eso, aprender a identificarlas y a liberarlas es crucial para nuestra salud física y mental.

Identificar, sentir y aceptar las emociones

Lo primero que debemos hacer para liberarnos de las emociones es asumir que hemos de aceptarlas siempre, sean agradables o desagradables, porque todas ellas forman parte de nuestra paleta de colores. Al adoptar una actitud de acogida, de aceptación, en la que, sin entrar a juzgarlas, las dejamos pasar, nos resultará mucho más fácil vivirlas y recorrerlas.

La emoción es una vibración; es un cambio que reconocemos en nuestro cuerpo y que se desencadena a partir de alguno de nuestros pensamientos.

Aprender a aceptar las emociones requiere también tomar conciencia de cuáles son las principales tácticas que aplicamos para evitar sentirlas.

La primera táctica consiste en apartarse de la emoción. En este caso se habla de «anestesia emocional»: en lugar de sentir la emoción, la evitamos a través de una actividad que nos hace esquivarla y nos permite sentirnos mejor al instante (comer un trozo de chocolate, fumar, consultar las redes sociales...).

La segunda táctica consiste en reaccionar ante la emoción. En ese momento, nos dejamos llevar por alguna otra emoción que nos ayuda a liberar un poco de presión. El problema es que, a menudo, nuestra acción convierte la emoción negativa en una emoción desagradable. Por ejemplo, como reacción ante la cólera podemos tener la tentación de gritar, y es posible que eso nos lleve a sentir más tarde culpabilidad o vergüenza.

La tercera táctica consiste en resistirse. En esta situación reprimimos la emoción, lo cual genera una fuerte resistencia que se traduce en malestar y sufrimiento.

Ninguna de estas tres tácticas ofrece beneficios a largo plazo, porque en realidad aprisionan a las emociones en nuestro organismo.

Para aceptar plenamente la emoción y permitir que nos recorra, no basta con nombrarla: hay que aprender a escuchar a nuestro cuerpo concentrándonos en las sensaciones físicas. Sentir la emoción implica ser capaz de describir el cambio físico que se produce en nosotros y tomarnos un tiempo para observarlo.

A continuación te propongo una lista de preguntas que puedes plantearte para comprender realmente qué ocurre en el cuerpo y para sentir la emoción.

- ¿En qué lugar de mi cuerpo aparece?
- ¿Es una emoción rápida o lenta?
- ¿Es una emoción punzante, se siente como una puñalada?
- ¿Es una emoción caliente o fría?
- ¿Qué color tiene?
- ¿Qué forma tiene?
- ¿Qué música se podría corresponder con esa emoción?

Mediante este sencillo ejercicio, evitamos identificarnos con nuestras emociones, lo cual, más tarde, nos facilitará la tarea de liberarlas.

Liberar nuestras emociones

Una vez identificada, sentida y aceptada, es fundamental liberar la emoción para que no se cristalice en nuestro cuerpo.

A continuación encontrarás varias técnicas de liberación emocional.

Ejercicios para liberar las emociones a través del cuerpo

El cuerpo y el espíritu se hallan estrechamente interconectados, así que hacer pasar por el cuerpo las emociones enquistadas, aprovechando el movimiento y el sonido, nos permite exteriorizarlas.

La TFT (Thought Field Therapy) o terapia del campo del pensamiento
Se trata de una técnica de liberación emocional sencilla, práctica y al alcance de cualquiera. Permite recuperar la armonía y el equilibro de la circulación de energía en nuestro cuerpo cuando una emoción o una situación se cristaliza en él e impide que esa energía fluya y circule adecuadamente. Mediante esta sencilla técnica también se puede prevenir e incluso trabajar una decepción, un miedo o una situación de tristeza o de cólera que haya surgido tras un acontecimiento particular, con el fin de evitar que esta perturbación energética se agrave. La TFT puede aplicarse asimismo en casos urgentes.

La primera etapa de esta técnica consiste en definir el problema que se va a tratar, para determinar con precisión qué emoción nos embarga. A continuación, hay que golpear suavemente con los dedos diferentes puntos energéticos que se encuentran en las puertas de entrada y de salida de nuestros meridianos. De esa manera, se restablece el modo en que el cerebro interpreta la emoción o la situación y la forma en que reacciona ante ella.

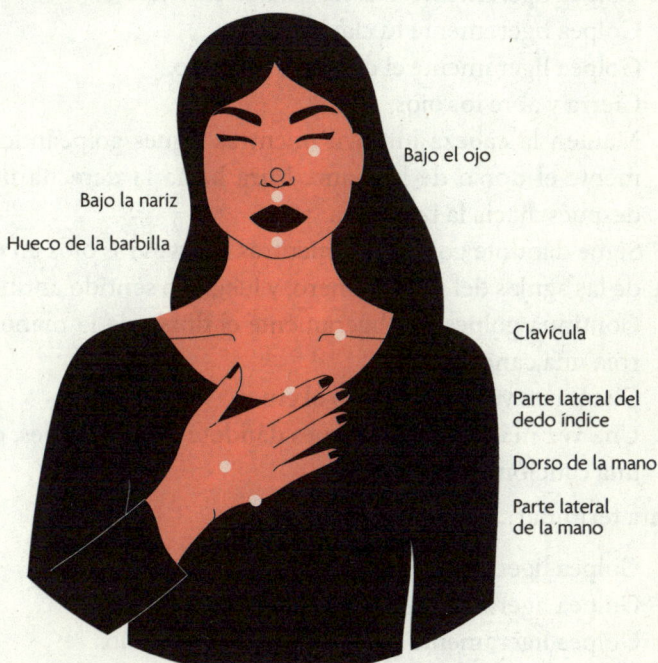

Bajo el ojo

Bajo la nariz

Hueco de la barbilla

Clavícula

Parte lateral del
dedo índice

Dorso de la mano

Parte lateral
de la mano

———————

1. Siente la emoción que te embarga o piensa en la situación que te provoca estrés, tristeza o desesperación.

2. Valora tu malestar en una escala del uno al diez, donde uno sería el valor menos intenso y diez, el más fuerte.

3. Con dos dedos de una mano, golpea ligeramente los siguientes puntos de tu cuerpo (diez veces cada uno de ellos), sin dejar de concentrarte en tu sensación de malestar:
   a. Golpea ligeramente la parte lateral de tu mano.
   b. Golpea ligeramente la parte lateral de tu dedo índice.
   c. Golpea ligeramente la zona situada bajo tu nariz.
   d. Golpea ligeramente tu mentón.
   e. Golpea ligeramente la parte lateral de tu dedo índice.
   f. Golpea ligeramente la parte lateral de tu mano.

4. A continuación, repite el siguiente ciclo cuatro veces:
   a. Golpea ligeramente la zona situada bajo tu ojo.
   b. Golpea ligeramente tu clavícula.
   c. Golpea ligeramente la zona situada bajo tu ojo.
   d. Golpea ligeramente tu clavícula.
   e. Golpea ligeramente el dorso de tu mano.
   f. Cierra y abre los ojos.
   g. Mantén la cabeza inmóvil mientras sigues golpeándote suavemente el dorso de la mano. Mira hacia la derecha primero y, después, hacia la izquierda.
   h. Sigue dándote golpecitos mientras mueves los ojos en el sentido de las agujas del reloj primero, y luego en sentido antihorario.
   i. Continúa golpeando ligeramente el dorso de la mano y canturrea una canción.
   j. Cuenta en voz alta del uno al cinco.
   k. Una vez más, mientras sigues dándote ligeros golpes, canturrea una canción.

5. Para terminar:
   a. Golpea ligeramente la zona situada bajo el ojo.
   b. Golpea ligeramente tu clavícula.
   c. Golpea ligeramente la zona situada bajo el ojo.
   d. Golpea ligeramente la parte lateral de tu mano.

6. Detente ahora y evalúa en una escala del uno al diez tu nivel de malestar cuando piensas en la situación. Si ese nivel es muy bajo, ¡enhorabuena! Si aún no se ha reducido lo suficiente, no tienes más que repetir la secuencia de golpes suaves hasta que el sufrimiento disminuya.

Para los siguientes ejercicios, es importante que todos los músculos de tu cuerpo funcionen al mismo tiempo y te ayuden así a liberar las emociones. Te aconsejo que, a la hora de practicarlos, te aísles. Si te encuentras en un lugar en el que hay que guardar silencio, bastará con que hagas vibrar tus cuerdas vocales, sin emitir sonidos.

Técnica de liberación del miedo

1. Ponte de pie. Separa los pies a la altura de la pelvis. Mantén las caderas, las rodillas y los tobillos correctamente alineados y los brazos extendidos a los costados del cuerpo.

2. Inspira el miedo; acógelo dentro de ti.

3. Cuando sientas que tu cuerpo ya está lleno de miedo, saca la lengua, emite un sonido y deja que todo tu cuerpo vibre en una espiración larga y lenta.

4. Una vez que hayas expulsado todo el aire, relájate completamente. Repite el ejercicio si es necesario.

Técnica de liberación de la cólera

Para dejar salir la cólera sin agredir a nadie:

1. Imagina que eres un tigre bien plantado sobre tus patas traseras y que tienes ante ti el tronco de un árbol. Aráñalo, primero con una pata y después con la otra, acelerando el ritmo y emitiendo gruñidos y rugidos de rabia. Imprime a este ejercicio toda la intensidad que puedas, pero sin forzar.

2. Concluye la práctica con el gesto de liberación: levanta los brazos, crúzalos a la altura de las muñecas y, a continuación, relájalos, soltándolos a los costados de tu cuerpo mientras emites un sonido que te libere.

La liberación de las emociones mediante los aceites esenciales y las flores de Bach

Los aceites esenciales

La aromaterapia es muy eficaz para gestionar todas las emociones desagradables que pueden embargarte en el día a día.

- **La mejorana para la tristeza.** Si andas con el ánimo por los suelos, aplícate tres gotas de este aceite esencial en las muñecas e inhálalo profundamente. Puedes repetir este gesto hasta tres veces al día si lo necesitas. Cuidado: está contraindicado en el caso de las personas epilépticas, las mujeres embarazadas antes del sexto mes de gestación y los niños menores de seis años.
- **La manzanilla amarga para el miedo.** Para enfrentarte a tus angustias y a tus miedos, aplica dos gotas de este aceite esencial en un pañuelo e inhálalo. Puedes repetir este gesto hasta cuatro veces al día si lo necesitas. Está contraindicado en el caso de las mujeres embarazadas antes del sexto mes de gestación.
- **El naranjo amargo para la cólera.** Si sientes tensión y bloqueo, aplícate tres gotas de este aceite esencial en las muñecas e inhálalo profundamente. Para que el efecto sea mayor, te recomiendo que al mismo tiempo practiques la coherencia cardiaca (consulta la página 128). Cuidado: este aceite está contraindicado en el caso de las mujeres embarazadas antes del tercer mes de gestación y en los niños menores de tres años.
- **La lavanda para la irritabilidad y el nerviosismo.** Para evacuar las tensiones nerviosas, vierte unas diez gotas de este aceite esencial en un difusor. Difunde el aceite durante treinta minutos como máximo.
- **La mandarina para la culpabilidad.** Este aceite esencial, que nos reconforta casi como si fuese un peluche, acude en nuestra ayuda cuando nos sentimos despreciables o culpables. Aplícate tres gotas de este aceite en las muñecas e inhálalo profundamente. Puedes repetir este gesto hasta tres veces al día si lo necesitas. Este aceite está contraindicado en el caso de las mujeres embarazadas antes del tercer mes de gestación y en los niños menores de tres años.
- **La mandarina verde para la vergüenza.** Cuando nos invade la vergüenza, este aceite es sumamente reconfortante. Aplica cuatro gotas de este aceite esencial en un pañuelo e inhálalo. Puedes repetir este gesto hasta cuatro veces al día si lo necesitas. Cuidado: este aceite está contraindicado en el caso de las mujeres embarazadas antes del tercer mes de gestación y en los bebés menores de tres meses.
- **El neroli para la envidia.** Para calmar toda la tensión que generan la envidia y la codicia, mezcla tres gotas de este aceite esencial con una cucharada de un aceite vegetal neutro y aplícate esta combinación en el plexo solar, masajeándolo en el sentido de las agujas del reloj. Cuidado: el neroli está contraindicado en el caso de las mujeres embarazadas antes del tercer mes de gestación.

Las flores de Bach

Las flores de Bach —elixires de plantas descubiertos entre 1928 y 1935 por el médico británico Edward Bach— ayudan a la persona a recuperar su armonía interior en el plano físico, psíquico y emocional. En total existen treinta y ocho remedios de este tipo, que se elaboran con flores de plantas silvestres, con flores de árboles o con agua de roca (es el caso de la flor Rock Water), a las que se añade agua de manantial y, como agente conservante, brandi. Cada elixir corresponde a un estado emocional y se clasifica en una de las siete categorías siguientes: desaliento, falta de interés general, temor, hipersensibilidad, soledad, incertidumbre y preocupación excesiva por los demás.

Las flores de Bach son herramientas potentes porque permiten actuar de manera positiva sobre las emociones desagradables para transformarlas en emociones positivas. Una vez identificada la emoción concreta, puedes consumir el elixir floral que corresponda a tu estado, en dosis de cinco gotas, tres veces al día, mezcladas con un vaso de agua, durante seis semanas si es necesario.

- Star of Bethlehem (Estrella de Belén) para la tristeza.
- Mimulus (Mímulo), Aspen (Álamo Temblón), Cherry Plum (Cerezo Silvestre), Rock Rose (Heliantemo) o Red Chestnut (Castaño Rojo) para los temores y las angustias.
- Holly (Acebo) para la cólera y la envidia.
- Rescue (Remedio de Urgencia) para el nerviosismo y los impactos emocionales.
- Pine (Pino Albar) para la culpabilidad.
- Crab Apple (Manzano Silvestre) para la vergüenza y la sensación de incomodidad.

Pero la liberación emocional también puede realizarse a través de la escritura, del canto, de la danza, de la meditación, de la oración, del masaje, de la práctica de una actividad física (yoga, taichí, *chi kung*, *running*, etc.) o de una actividad creativa (dibujo, pintura, fotografía, costura, cocina, etc.). ¡Anímate a elegir una actividad que te guste y que te siente bien!

Gestionar mejor el estrés

El estrés es una reacción natural de nuestro cuerpo que nos permite protegernos y nos ayuda a responder ante una situación de amenaza o de emergencia. Se trata de un fenómeno positivo, siempre y cuando los elementos estresantes no sean demasiado numerosos y no se sucedan unos a otros sin parar en un corto espacio de tiempo. El estrés nos prepara física y psicológicamente para enfrentarnos a algo o para huir de ello. Por ejemplo, nos impulsa a superarnos, a correr a más velocidad, a pensar mejor, a contar con una mejor ventilación y una mejor circulación sanguínea o a limitar el trabajo de digestión con el fin de disponer de más energía para otras acciones. Una vez que esta sobreestimulación se ha desencadenado en nuestro cuerpo para generar una reacción, es necesario pasar por una fase de vuelta a la calma. Es esa fase la que equilibra de nuevo nuestras funciones.

Sin embargo, en nuestro actual estilo de vida nos encontramos con demasiados elementos estresantes en poco tiempo, por lo que no conseguimos descansar y hacer limpieza general, y eso nos provoca un estrés crónico que resulta nefasto para nuestro organismo.

Cuando hablamos de estrés, debemos distinguir entre el estrés consciente, el inconsciente y el psicológico, como es el caso del estrés postraumático. Todos ellos causan un desajuste en el sistema nervioso y favorecen la inflamación crónica, con el consiguiente debilitamiento del sistema inmunitario y la disfunción de los órganos.

El estrés y la inflamación crónica están estrechamente ligados entre sí. De hecho, el estrés desencadena y promueve la inflamación, la cual, a su vez, se convierte en un factor de estrés para el cuerpo, dado que es una fuente de desequilibrio. No en vano, se dice incluso que la inflamación de hoy es el estrés de ayer y que el estrés de hoy es la inflamación de mañana.

Para hallarse en un estado de bienestar físico y mental es importante restablecer el equilibrio interior. Por suerte, existen sencillas soluciones que podemos poner en práctica en nuestra vida cotidiana para ayudar a nuestro sistema nervioso a gestionar mejor el estrés.

Cuidar del nervio vago

¡Se trata de nuestro nervio más largo! Ejerce una acción antiinflamatoria imprescindible y controla la capacidad de adaptación y de reparación del cuerpo humano. Vehicula los mensajes que vienen del cerebro y se dirigen a los órganos, con información fundamental para que funcionen de manera correcta y se mantenga la calma. Es necesario cuidar este nervio porque su papel es vital para nuestro bienestar.

Pues bien, cuando no conseguimos gestionar el estrés y liberar nuestras emociones, se produce una disfunción en el nervio vago. En caso de enfermedad inflamatoria crónica, se da una activación excesiva de los sistemas de defensa del organismo: el cuerpo está constantemente en modo de alerta porque no para de intentar reparar, recuperar y mantener la homeostasis. En este caso, la activación del nervio vago es clave, dado que estimula el sistema nervioso parasimpático, que regula la homeostasis en el organismo y favorece el descanso, la digestión, la alcalinidad del cuerpo y la relajación muscular.

A continuación encontrarás técnicas para estimular de manera natural el nervio vago y eliminar así el estrés y la ansiedad.

Ponerse en movimiento

Los ejercicios ligeros, como el yoga, la marcha, la danza, el taichí o el *chi kung*, permiten activar el nervio vago.

Con las dos posturas siguientes, muy fáciles de practicar, podrás estimular adecuadamente tu nervio vago:

Primera postura: perro y gato

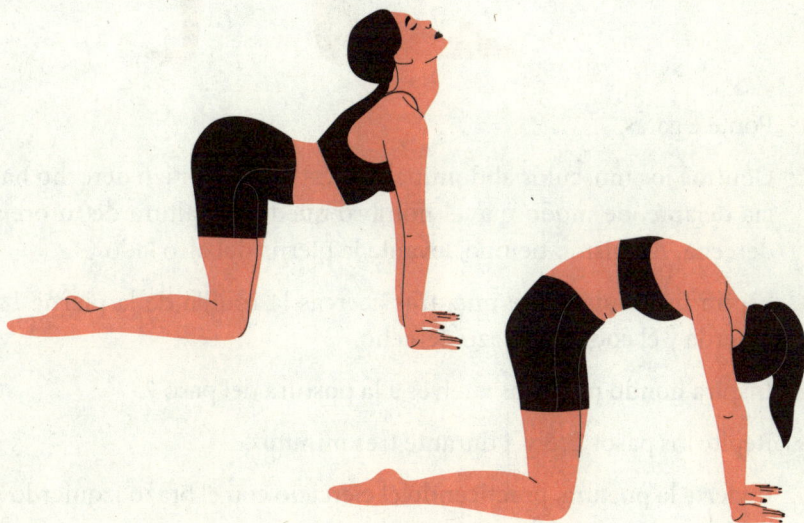

1. Colócate a gatas, con las palmas de las manos bien apoyadas en el suelo. Las muñecas deberán estar alineadas con los hombros, y las rodillas, con la caderas.

2. Inspira hondo, levanta la cabeza y arquea la espalda para que quede hueca.

3. Espira profundamente, dobla la cabeza hacia el suelo, colocándola entre los hombros, y arquea la espalda para que se redondee.

4. Repite los pasos 2 y 3 durante tres minutos.

Segunda postura: equilibrio de brazos y piernas opuestos

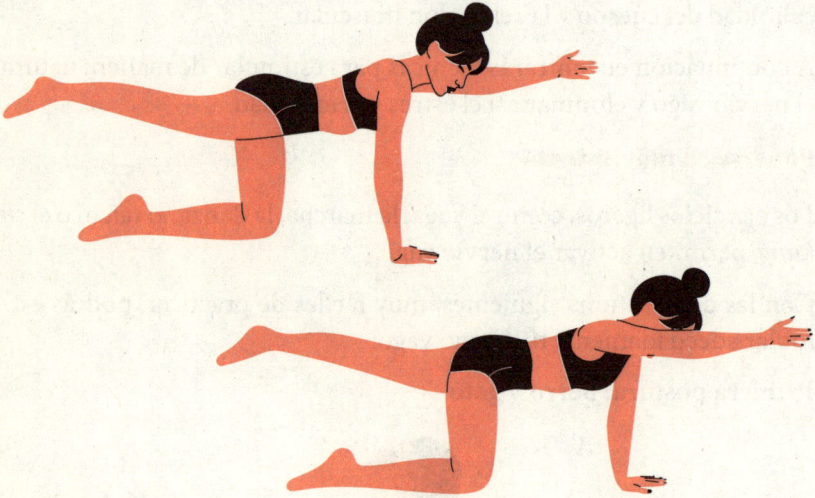

1. Ponte a gatas.

2. Contrae los músculos abdominales y extiende el brazo derecho hacia delante, de modo que el hombro quede a la altura de tu oreja derecha. Al mismo tiempo, levanta la pierna del otro lado.

3. Espira profundamente mientras acercas la rodilla de la pierna izquierda y el codo del brazo derecho.

4. Inspira hondo mientras vuelves a la postura del paso 2.

5. Repite los pasos 2, 3 y 4 durante tres minutos.

6. Invierte la postura, practicando el ejercicio con el brazo izquierdo y la pierna derecha.

Respirar bien

La respiración estimula el nervio vago. Cuanto más se active este de forma positiva, más profundas serán las espiraciones, lo cual es interesante, porque precisamente la mejor manera de respirar es aquella que permite vaciar bien los pulmones en cada exhalación.

La coherencia cardiaca es una técnica de respiración lenta ideal para activar el nervio vago. Durante este ejercicio de respiración con conciencia plena, la idea es realizar seis respiraciones completas y profundas por minuto, en las que cada inspiración durará cinco segundos y cada espiración, otros cinco segundos. Para obtener todos los beneficios de esta técnica, lo mejor es practicarla tres veces al día durante cinco minutos. Si quieres contar con una guía visual para la práctica, te recomiendo que te descargues en tu teléfono móvil una aplicación específica de coherencia cardiaca.

Reír

¡Reír es fantástico para el nervio vago! Intenta visualizar cómo este nervio ondea cada vez que te ríes.

Cantar

¡Cantar y tararear son acciones excelentes para la salud! Cuando activamos los músculos de la garganta, estamos estimulando el nervio vago.

Hacer gárgaras

La vibración de los músculos del paladar también activa el nervio vago.

Exponerse al frío

La exposición al frío permite una estimulación vagal que emite ondas relajantes. Coloca una bolsa alargada llena de hielo (o varias bolsas) a lo largo del nervio vago, desde la parte inferior del cuello hasta el vientre, y mantenla entre diez y quince minutos. Puedes practicar esta técnica a diario.

Mimar las glándulas suprarrenales

Las glándulas suprarrenales son las baterías en las que se acumula nuestra energía. Estas glándulas, situadas por encima de nuestros riñones, son fundamentales para nuestra salud, nuestro equilibrio hormonal y nuestra regulación energética.

Su importancia es enorme. Además, constituyen un mecanismo de defensa ante el estrés y desempeñan un papel crucial desde el punto de vista hormonal, ya que sintetizan y liberan hormonas como el cortisol y la adrenalina, regulan los niveles de azúcar y sodio en la sangre y aumentan la tensión arterial y la glucosa en caso de estrés.

En la mayoría de las personas que sufren de inflamación crónica se observa una fatiga de las glándulas suprarrenales, es decir, un agotamiento que les impide responder a la necesidad que tiene nuestro cuerpo de sintetizar la hormona antiinflamatoria, el cortisol. Cuando se producen situaciones en las que se les exige demasiado, es importante cuidar de ellas.

Así podrás mimar tus glándulas suprarrenales:

Priorizar el descanso

Tumbarse de lado, sin distracciones, durante veinte minutos permite a las glándulas suprarrenales recuperarse. ¡Reserva también ocho horas cada noche para dormir y ayudarlas a regenerarse como es debido!

Comer sano

En situación de estrés, nuestro organismo necesita cuatrocientas veces más oligoelementos y vitaminas. Una alimentación equilibrada, rica en alimentos completos y no procesados, permite que el cuerpo regule los niveles de hormonas como el cortisol o la insulina. Evita los ingredientes que nos restan vitalidad y consumen nuestra energía, como los estimulantes (el café, el té, los refrescos, el chocolate, etc.), los alimentos refinados (azúcar blanco, harina blanca, etc.), las grasas perjudiciales y las comidas demasiado copiosas.

Tomarse tiempo exclusivamente personal

Dibujar, cocinar, leer un libro, tomar un baño, escuchar tu música favorita, dormir la siesta... Reservar cada día treinta minutos para realizar actividades exclusivamente para ti te permite reducir de forma considerable el estrés y recargar al máximo las pilas.

Practicar ejercicios de relajación

La meditación

Meditar es una actividad relajante que nos ayuda a deshacernos de las tensiones, la ansiedad y el estrés acumulados. Meditar diez minutos al día es una solución eficaz para reducir el nivel de la hormona del estrés, el cortisol.

Ejercicio para romper tensiones

El cerebro controla las tensiones corporales. Puedes relajarlas actuando directamente sobre el sistema nervioso a través de una serie de ejercicios neurosensoriales, como el que te propongo a continuación. Al practicarlo, conducirás a tu cuerpo desde un estado de estrés hasta un estado de reposo.

1. Siéntate cómodamente.
2. Gira la cabeza, primero hacia la izquierda y después hacia la derecha. Te darás cuenta de que te resulta más sencillo girar la cabeza hacia un lado que hacia el otro.
3. Túmbate y entrecruza los dedos de las manos bajo la cabeza, que deberá mantenerse derecha y estable.
4. Sin mover la cabeza, dirige los ojos hacia la derecha. A continuación, mantén la mirada fija durante al menos treinta segundos, hasta que sientas algún signo de que el estrés se está evacuando: un suspiro, un bostezo, una respiración más profunda, una sensación de calma en el cuerpo, etc.
5. Repite este ejercicio con el lado izquierdo.
6. Vuelve a sentarte cómodamente.
7. Gira de nuevo la cabeza hacia la izquierda y la derecha para comprobar si se ha producido algún cambio. No te preocupes si no lo ha habido: cuanto más practiques esta técnica, más movilidad ganarás. En cualquier caso, es preferible realizarla de manera regular, en pequeñas dosis.

El ejercicio 5-4-3-2-1

¡Este ejercicio es perfecto para evacuar el estrés! A lo largo de esta práctica debes inspirar y espirar profundamente para liberar las tensiones.

1. Identifica cinco objetos que puedas ver.
2. Identifica cuatro elementos que puedas tocar.
3. Identifica tres cosas que puedas oír.
4. Identifica dos cosas que puedas oler.
5. Piensa en una cosa por la que sientas una enorme gratitud.

Calmarse con las plantas, los aceites esenciales y los elixires de flores

Algunas plantas, aceites esenciales y elixires de flores actúan sobre el estrés y nos permiten soltar emociones.

Tomar plantas medicinales antiestrés

En infusión

La pasiflora: es la planta antiestrés por excelencia. Permite recobrar la calma y la serenidad. Infusionar durante diez minutos una cucharadita de flores secas de esta planta por taza.

La melisa: esta planta aromática, de efecto relajante y antiespasmódico, alivia los trastornos nerviosos. Prepara una infusión de hojas frescas o secas de esta planta dejándolas en agua hirviendo durante diez minutos.

La camomila: sus propiedades antiestrés, calmantes y relajantes permiten recobrar la paz interior. Prepara la infusión dejando una cucharada sopera de flores secas de esta planta en una taza de agua hirviendo durante diez minutos.

En cápsulas

Las plantas adaptógenas, como la bufera y la rodiola, favorecen el funcionamiento de las glándulas suprarrenales. No obstante, antes de tomarlas, debes consultar con un especialista.

La bufera: conocida también como «*ashwagandha*» o «*ginseng* indio», esta planta ayuda al organismo a adaptarse a todo tipo de estrés y aumenta su resistencia. Para aprovechar plenamente sus virtudes, se recomienda seguir un tratamiento de entre uno y tres meses a razón de una o dos cápsulas al día, tomadas durante las comidas. Está contraindicada en el caso de los niños, las mujeres embarazadas y las personas que padecen hipertiroidismo.

La rodiola: esta raíz ayuda a relajarse y elimina tensiones. Debe tomarse como tratamiento de entre uno y tres meses de duración, a razón de una o dos cápsulas al día, durante las comidas.

La yemoterapia

Se trata de una terapia basada en las yemas vegetales. En concreto, utiliza las partes embrionarias de las plantas, como las yemas, las plántulas y las raicillas.

Utilizar los aceites esenciales antiestrés

La higuera: reequilibra de forma muy eficaz los nervios y actúa sobre el estrés. Se recomienda empezar con un tratamiento de veintiún días, a razón de entre cinco y diez gotas diarias, disueltas en un vaso grande de agua, y a partir de ahí tomarlo cuando el cuerpo lo necesite. Te recomiendo llevar siempre a mano (incluso en el bolso) un aerosol con este tratamiento.

La lavanda: alivia las tensiones internas, soluciona los bloqueos y restablece la armonía entre corazón, mente e intelecto. Lleva siempre este aceite esencial a mano. Puedes aplicarlo mediante un difusor durante cinco minutos o depositar dos gotas sobre un pañuelo para inhalarlo.

El naranjo amargo: reequilibra los nervios y combate las inflamaciones y los espasmos. Además, libera los bloqueos psicoemocionales y las crispaciones y proporciona serenidad. Es un producto imprescindible que debemos llevar siempre en el bolso. En caso de estrés, aplícate una gota de este aceite esencial sobre el plexo solar y date un masaje, o bien ponte una gota en cada muñeca e inhálalo profundamente.

La manzanilla amarga: con un potente efecto calmante sobre el sistema nervioso, esta planta alivia los impactos emocionales. Además, es antiinflamatoria y antiespasmódica. Para calmarte y relajarte, aplícate dos gotas en las muñecas e inhálalas. Para aliviar la sensación de opresión en el pecho provocada por el estrés, aplícate en el plexo solar una gota de este aceite esencial mezclada con veinte gotas de un aceite vegetal neutro (por ejemplo, el aceite de jojoba) y date un masaje en la zona.

Golpear ligeramente la zona de las glándulas suprarrenales con aceites esenciales tonificantes y antiinflamatorios

Los aceites esenciales de pino silvestre y pícea negra son perfectos para ayudar al correcto funcionamiento de las glándulas suprarrenales en caso de agotamiento. Por las mañanas, al despertar, aplícate una gota de uno de estos dos aceites esenciales sobre cada muñeca y date un masaje, con ligeros golpecitos, en la zona de las glándulas suprarrenales. ¡Chute de energía garantizado! Se puede emplear como tratamiento puntual o en forma de cura de tres semanas como máximo.

Absorber elixires florales contra el estrés

Vervain (Verbena): este elixir es perfecto para personas agotadas, con los nervios al límite, que no consiguen relajarse y que presentan tensiones físicas y psíquicas intensas. Se recomienda tomar cinco gotas, tres veces al día, durante seis semanas.

Rescue (Remedio de Urgencia): este concentrado de serenidad es el resultado de la sinergia de cinco flores de Bach. Permite hacer frente a un episodio de estrés o de ansiedad importante. Cuando lo necesites, puedes aplicarte dos pulsaciones de aerosol en la boca y repetir este gesto hasta seis veces al día.

3. CAMBIOS EN NUESTRO ESTILO DE VIDA: MANTENER EL RUMBO

.....

Retomar las riendas de nuestro estilo de vida requiere motivación, voluntad y paciencia. Sin embargo, cuando nos damos cuenta de que somos los únicos responsables de nuestra salud, nos resulta mucho más fácil adquirir conciencia, cuidarnos y adoptar nuevos hábitos. Para que tu camino hacia el bienestar sea más sencillo, es fundamental que sepas crear costumbres adecuadas y que las mantengas a largo plazo, combinando placer y salud.

Crea nuevos hábitos de vida y mantenlos en el tiempo

Afianzar los cambios en la vida cotidiana

Las pequeñas acciones que se repiten a lo largo del tiempo tienen un enorme impacto a largo plazo. Es cierto que un gesto minúsculo (como meditar durante diez minutos diarios) puede parecer insignificante si se contempla desde la perspectiva de una sola jornada, pero cuando se reproduce los 365 días del año acaba mejorando considerablemente nuestro bienestar y nuestra salud.

A continuación encontrarás cinco consejos para ayudarte mantener los hábitos cotidianos en el tiempo:

Establecer un elemento activador[9]

Si quieres crear un hábito cotidiano sólido y convertirlo en un gesto automático, la clave es asociarlo a algún elemento previamente existente en tu vida, que servirá de mecanismo activador, como el despertar, las comidas, las pausas en el trabajo, el momento de irse a la cama, etc. Un ejemplo: puedes decidir que, a partir de ahora, cada mañana, al levantarte, practicarás varias posturas para estimular tu nervio vago.

Combinar dos hábitos

Este principio se basa en la unión de dos hábitos: uno que ya tengas y otro que desees incorporar a tu vida. El objetivo es asociar una nueva actividad que puede parecerte difícil (por ejemplo, realizar algún de-

---

9. Para más información sobre este tema, consulta Duhigg, Charles, *Le pouvoir des habitudes. Changer un rien pour tout changer*, Flammarion, 2016 (trad. cast.: *El poder de los hábitos: por qué hacemos lo que hacemos en la vida y en el trabajo*, Vergara, Barcelona, 2019).

porte) a otra que te guste (por ejemplo, escuchar tu música favorita). Al vincular entre sí estas dos actividades, podrás pasar un buen rato y te será más fácil integrar el nuevo hábito en tu día a día.

Plantearte un objetivo muy modesto

La idea es que, de manera voluntaria, te fijes un objetivo ínfimo (por ejemplo, practicar cinco minutos diarios de coherencia cardiaca), porque, a la hora de crear un nuevo hábito, la parte más difícil es siempre el principio. Tendemos a ponernos objetivos demasiado ambiciosos que acaban resultando poco realistas. Es mejor dar un pasito pequeño que no dar ninguno.

Ponértelo fácil

Para evitar la procrastinación, facilítate la vida. Por ejemplo, si el día antes de practicar una actividad física preparas tu equipación deportiva y la dejas ya lista a los pies de la cama, al día siguiente te será mucho más sencillo ponerte manos a la obra.

Utilizar una herramienta de seguimiento o un calendario

Las herramientas de seguimiento (aplicaciones como Productive, Done, Streaks, Fabulous, etc.) permiten seguir el rastro de tu rendimiento hasta la fecha. También puedes tomar nota en un calendario, sencillamente. Cuando tienes un hábito regular, cuanto más pases a la acción un día tras otro, más días de objetivos alcanzados acumularás. Si te detienes a visualizar esa evolución en una herramienta de seguimiento o en un calendario, sabrás de inmediato cuántos días has logrado cumplir tu meta. ¡A medida que pase el tiempo sentirás cada vez más orgullo por lo que has conseguido! Con este seguimiento, tendrás una motivación adicional para mantener a largo plazo tu nuevo hábito.

Un empujoncito adicional

Para acompañar emocionalmente la introducción de tus nuevos hábitos de vida, la flor de Bach Walnut (Nogal) es perfecta.

Aferrarse a los objetivos

Cuando queremos cambiar para sentirnos mejor, lo más difícil es encontrar la motivación necesaria para arrancar. Pero ten en cuenta que el protagonista de este cambio eres tú y que, si tú no cambias, nada cambiará.

Para motivarte y establecer objetivos, existen dos métodos muy útiles: la pizarra de visualización y la autosugestión positiva.

La pizarra de visualización

Se trata de reunir en una especie de pizarra todas las imágenes, fotografías y citas que te inspiran y que, para ti, representan el cumplimiento de un objetivo que te has fijado. Esta técnica se basa en la idea de que la representación visual de tu objetivo te coloca ya en una actitud positiva y te ayuda a avanzar hacia él.

1. Elige el tema que tendrá tu pizarra de visualización. ¿Qué objetivo ilustrarás en ella? ¿Qué es lo que quieres conseguir, por encima de todo? Ejemplos: «moverme con libertad», «viajar sin dolor», «vivir con salud», etc.

2. Elige el soporte. Puedes trabajar con una hoja A3, con una pizarra imantada o bien con un soporte digital (en formato Word o PowerPoint).

3. Prepara un esquema de tu pizarra. Incluye en él todos los elementos visuales que despiertan en ti emociones positivas y provocan en tu mente el clic necesario para que te lances en busca de tu objetivo. Algo que resulta especialmente eficaz para actuar y avanzar en el día a día es visualizar no solo el objetivo final, sino también las etapas clave de su realización. Para ello, retoma tu objetivo principal y divídelo en varias fases.

4. Selecciona los contenidos que mejor ilustran la consecución de tu objetivo y sus etapas clave. Para que la pizarra sea muy visual, da prioridad a las imágenes por encima del texto. Necesitarás fotografías, revistas y plataformas de internet como Pinterest. Importante: debes elegir fotografías e imágenes que te susciten emociones. También puedes incluir citas inspiradoras o palabras que te llenen de confianza en ti y te ayuden a mantener la motivación. Imprime este material en un formato lo suficientemente grande como para poder leerlo con facilidad.

5. Cuelga tu pizarra en un lugar bien visible, como el frigorífico o tu escritorio. De forma periódica, tómate unos minutos para impregnarte bien de su contenido y observar con atención los elementos que lo componen. Toma conciencia de todo lo que ocurre en tu interior cuando miras ese objetivo.

La pizarra de visualización es una herramienta viva, así que... ¡no dudes en hacerla evolucionar con el paso del tiempo!

La autosugestión positiva

«Cambia tus pensamientos
y cambiarás tu destino.»

Joseph Murphy

Si quieres sentirte mejor y lograr cambios, repetirte a diario una serie de afirmaciones positivas te permitirá hacerlos un poco más reales y creer en mayor medida en tu potencial.

La autosugestión positiva, también conocida con el nombre de «método Coué», es una hermosa práctica que nos permite reprogramar nuestro subconsciente para adoptar nuevos comportamientos y hábitos de vida.

¿Cómo practicar la autosugestión?

Nuestro subconsciente no distingue entre lo que es real y lo que es imaginario. Por eso, cuando practicamos la autosugestión uniéndola a las emociones, nuestro cerebro se estimula como si de verdad estuviésemos viviendo la situación concreta. A base de repetir, la sugestión se imprimirá en nuestro inconsciente hasta hacerse realidad en nuestra vida. Así pues, la idea es repetir el mensaje conscientemente, en voz alta y con el tono de voz más natural posible, como si lo que se dice fuese ya una obviedad.

Para que este ejercicio sea eficaz, es fundamental realizarlo al menos tres veces al día (a ser posible, al despertarse por la mañana, una vez a lo largo del día y, por último, antes de irse a la cama). Pero también puedes practicarlo durante toda la jornada (mientras cocinas, mientras te duchas, mientras conduces...). Si no te es posible hacerlo en voz alta, ¡hazlo mentalmente! Lo más importante es ponerle intención y dedicar la mayor intensidad emocional posible a la autosugestión. No obstante, te recuerdo que, como es evidente, aunque esta práctica permita programar el subconsciente, en algún momento tendrás que pasar a la acción.

Aquí te dejo unas instrucciones para pensar en positivo:

Definir tu objetivo

Reflexiona sobre las repercusiones que este cambio traerá a tu vida. Si piensas en ello con todas tus fuerzas, afianzarás tu motivación y tu deseo de alcanzar tu meta.

Escribir tus autosugestiones

Deben ser inspiradoras, impactantes y motivadoras para ti. No olvides que lo que se pretende con ellas es influir en tu subconsciente y reprogramarlo para ayudarte a adquirir nuevos comportamientos y hábitos de vida.

1. Utiliza la palabra *yo* para comprometerte e implicarte.

2. No incluyas ninguna negación, ni en el fondo ni en la forma. Emplea únicamente afirmaciones positivas, en lugar de formulaciones con connotaciones negativas.

3. Habla en presente, como si ya hubieras logrado el resultado.

4. No utilices verbos como *querer*, *intentar*, *tratar de* o *esperar*.

5. Anota con precisión las ventajas que te aportará tu autosugestión y en qué planos de tu vida se materializará (por ejemplo, en tu bienestar, en tu salud, en la mejora de tu forma física, en tu autoestima, etc.).

6. Opcional: si lo juzgas necesario, utiliza una fórmula que exprese progresión («poco a poco», «a medida que», «de manera gradual»…).

Algunos ejemplos de autosugestiones positivas:

• «Cada día, poco a poco, me libero del trabajo y mejoro mi salud.» Al mismo tiempo que lo dices, visualízate en un bosque mientras sientes que tus pulmones están limpios y disfrutas del resultado tal y como es ya.

• «Creo en mí y en mis capacidades...», y en ese momento practicas una visualización.

- «Me siento feliz y en plena forma...», seguido de una visualización.
- «Ejerzo el poder sobre mi salud», más una visualización.

Repetir tus afirmaciones positivas y visualizarte viviéndolas

Una vez que hayas escrito en papel estas afirmaciones, ¡habrá llegado el momento de darles vida! Deberás repetirlas cada día en voz alta. Lo ideal sería hacerlo tres veces en cada jornada, vinculando las afirmaciones a una emoción. Cuando te autosugestiones, deberás poner toda tu intención, tu motivación y tus ganas para que tu subconsciente crea firmemente en ello. Tienes que visualizarlo, imaginarlo y emocionarte como si de verdad estuvieses viviendo la situación. Solo si pones emoción a tus autosugestiones podrás reconfigurar correctamente tu cerebro.

Gestiona el equilibrio

Mantener tus nuevos hábitos alimentarios a pesar de las dificultades del día a día

Puede parecernos complicado respetar la dieta antiinflamatoria cuando estamos fuera de casa (en un restaurante, con amigos, en reuniones familiares o en el trabajo). Sin embargo, es posible hacerlo, y existen métodos para conseguirlo.

En un restaurante

Elige de antemano a qué restaurante vas a ir. Evita improvisar: es mejor que busques un establecimiento que se adapte a tus nuevos hábitos. Hay ciertas cocinas del mundo (como la asiática, la india y la mexicana) que utilizan muy pocos productos proinflamatorios.

Comprueba en primer lugar el menú. Si echas un vistazo a la carta del restaurante antes de ir, te será más fácil identificar los platos que pueden irte bien.

Llegado el caso, no dudes en contactar con el restaurante: si te tomas un tiempo para llamar por teléfono antes de ir, podrás informarte acerca de los ingredientes con los que se confeccionan los platos y, si es preciso, pedir alternativas o modificaciones.

Con los amigos o la familia

Comunícate. Aunque es importante adaptarse a los hábitos alimentarios de cada entorno, no dudes en hablar con tus familiares y con tus amistades acerca de tu dieta antiinflamatoria. Como es una cuestión de salud, lo habitual es que las personas cercanas hagan cuanto esté en su mano para ajustar el menú. Un consejo más: lleva galletas para el aperitivo y tu propio pan, y comparte un postre que hayas preparado con tus propias manos.

En el trabajo

Llévate al trabajo tu propia comida. ¡No hay nada mejor que lo casero para cuidar la salud! Al comer platos hechos por ti, controlarás los ingredientes, el modo de cocinarlos y las cantidades.

Vencer las tentaciones

Cuando decidimos adoptar hábitos alimentarios más sanos, es fácil que terminemos dando pasos hacia atrás. La clave para evitarlo es controlar al máximo el entorno alimentario.

Te recomiendo tres medidas para que puedas mantener tus compromisos:

Planificar las comidas

¡Todo es más fácil cuando tenemos un plan!

No siempre es sencillo encontrar la motivación, pero el ahorro de tiempo y de dinero comienza justo en este punto. Si planificas tus menús para toda la semana, evitarás sucumbir a la tentación y comprar productos que tal vez acaben en la basura: efectivamente, cuando no sabemos qué vamos a comer terminamos comprando más de lo que necesitamos. Planificar te ayudará también a ganar un valioso tiempo en el supermercado.

Te recomiendo que, a la hora de hacer la lista de la compra, planifiques menús simples.

Concentrar en unas horas la preparación de varios menús

El *batch cooking* es un método de organización que consiste en preparar por adelantado varios platos en una sola sesión de cocina. Puedes adaptar este método en función del tiempo del que dispongas, de tus deseos y de tus necesidades.

¿Cuáles son las ventajas del *batch cooking*?

- **¡Ganarás mucho tiempo!** Al cocinar en una sola tanda, evitarás perder valiosos minutos en pensar la preparación de la comida, sacar un montón de veces tus utensilios de cocina y lavarlos con frecuencia.

- **Comerás platos ricos y sanos.** Si preparas cuidadosamente tus propios platos, podrás dar prioridad a una dieta rica en productos frescos, de proximidad y no procesados. Así, comerás de una forma más equilibrada y sana, al tiempo que disfrutas de una cocina cien por cien casera.

- **Ahorrarás dinero.** Si elaboras una lista de la compra y un menú, evitarás caer en tentaciones cuando estés en las tiendas y gastar más de lo necesario.

- **Todo será más práctico.** A mediodía o por la noche, de vuelta a casa, lo único que tendrás que hacer es calentar la comida. ¡Adiós a los quebraderos de cabeza y a las ganas de tomar alimentos proinflamatorios!

Unos trucos para una preparación óptima: elige las recetas en función de sus ingredientes en común y de su forma de cocinado.

En los anexos (consulta la página 194) encontrarás mi propuesta de organización de menús para ser más eficaz en la práctica del *batch cooking*.

Gestionar las tentaciones con los aceites esenciales

Los aceites esenciales pueden ser de gran ayuda para poner freno a las ganas de consumir alimentos proinflamatorios.

- **El aceite esencial de canela de Ceilán** es ideal para canalizar las pulsiones alimentarias, como el picoteo compulsivo. Inhala su perfume directamente del frasco con el fin de controlar tus impulsos.

- **El aceite esencial de ciprés** nos permite centrarnos en nuestros objetivos alimentarios. Vierte en un pañuelo una o dos gotas de este aceite esencial e inhálalo.

- **El aceite esencial de hierbaluisa** es ideal para quienes tienden a anestesiar sus emociones recurriendo a la alimentación: si sientes ganas de comer, aplícate una gota de este aceite en cada muñeca e inhálalo.

Combinar placer y salud

¡Concédete caprichos! El bienestar no debe ser una dictadura.

Cuando adoptamos una dieta antiinflamatoria podemos a llegar a ser muy duros con nosotros mismos y negarnos cualquier alegría. Pero privarse de todos los placeres para mantenerse sanos no es la solución. Al contrario: incluso puede acabar siendo perjudicial. Cuando nos reprimimos demasiado, generamos tensión, frustración y, en consecuencia, estrés.

En cambio, las pequeñas alegrías del estómago mejoran nuestro estado de ánimo, nos motivan en el día a día y mitigan el estrés, lo cual nos permite centrarnos y vivir en armonía con lo que somos. Intenta combinar placer y salud cada día. Si tu placer del día es disfrutar de un buen café, de una copa de vino tinto o de un pastel casero, ¡no pasa nada!

A continuación te dejo mis recetas favoritas para que combines salud y alegría en la mesa. Todas ellas son veganas y no contienen ni gluten ni lactosa.

RECETAS PARA AMANTES
DE LO SALADO

.....

Curri verde

¡Este curri verde, que se elabora con espinacas, dos tipos de legumbres y muchas especias, es una verdadera delicia!

Preparación: 10 min | Cocinado: 45 min | Para 4 personas

INGREDIENTES
110 g de garbanzos cocidos
100 g de soja verde cocida
1,5 l de agua hervida
1 cucharada sopera de aceite de coco o de oliva
2 cebollas de tamaño mediano picadas • 4 dientes de ajo picados
6 g de jengibre fresco picado • 1 cayena finamente picada
1 cucharada sopera de tomate natural triturado
1 cucharadita de comino molido • 1 cucharadita de cilantro molido
1 cucharadita de mezcla de especias garam masala
½ cucharadita de cúrcuma
½ cucharadita de sal • 1 tomate grande picado
240 g de espinacas frescas • 1 lata de leche de coco (400 ml)
1 cucharada sopera de zumo de limón recién exprimido
Para el emplatado (opcional): cilantro fresco, cortado en trozos grandes

1. En una cacerola grande, sofríe las cebollas en el aceite, a fuego medio, hasta que se vuelvan transparentes.

2. Añade el ajo y el jengibre y deja los ingredientes en el fuego 2 o 3 minutos más.

3. Añade la cayena, el tomate natural triturado, las especias y la sal. Sigue sofriendo durante uno o dos minutos.

4. Añade el tomate picado y baja el fuego.

5. Bate 80 ml de agua caliente con la mitad de las espinacas, hasta obtener una mezcla sin grumos.

6. Vierte en la cacerola esta mezcla de espinacas, además de los garbanzos, la soja verde y la leche de coco. Deja que todo se vaya cocinando mientras picas el resto de las espinacas.

7. Añade el resto de las espinacas a la cacerola y cuécelas hasta que se ablanden.

8. Cuando vayas a servir el plato, echa el zumo de limón y remueve. Sirve este curri con arroz y cilantro. ¡Que lo disfrutes!

Dal

Este plato indio calienta, deleita el paladar y sacia el apetito. Además, es una receta muy rica en fibra, minerales y proteínas. De hecho, cien gramos de lentejas equivalen a cien gramos de proteína animal.

Remojo: 2 h | Cocinado: 35 min | Para 4 personas

INGREDIENTES

1 taza de lentejas rojas (previamente puestas en remojo durante al menos 2 h y enjuagadas)
1 lata de leche de coco (400 ml)
1 cucharada sopera de *ghee* o de aceite de coco
1 lata o bote de tomates enteros pelados o de tomates troceados (400 g)
1 cebolla finamente picada
1 diente de ajo prensado
1 trozo de 2,5 cm de jengibre fresco rallado
1 cucharada sopera de curri
Cilantro fresco picado
Sal y pimienta

1. En una sartén honda, sofríe la cebolla, el ajo y el jengibre en el *ghee* o en el aceite de coco.

2. Añade las lentejas rojas, la leche de coco y los tomates. Cocina a fuego medio, con la sartén tapada, y remueve de vez en cuando hasta que las lentejas estén listas.

3. Añade el curri y el cilantro y mézclalo todo. Rectifica el sabor con la sal y la pimienta

4. Sirve este dal con arroz.

Palitos crujientes de boniato

¡Estos palitos crujientes de boniato, de sabor salado y dulce al mismo tiempo, son un verdadero manjar! Si los sirves acompañados de salsa de eneldo (consulta la siguiente receta), estarán aún más ricos. Además, es posible que este acompañamiento te recuerde a una salsa muy popular que se suele servir con las patatas fritas...

Preparación: 10 min | Cocinado: 20 min | Para 4 personas

INGREDIENTES
3 boniatos de tamaño mediano
1 cucharada sopera de arrurruz
Sal
2 cucharadas soperas de aceite de coco
Especias opcionales: **pimienta negra, ajo en polvo, pimentón**

1. Precalienta el horno a 210 °C. Para esta receta utilizaremos el tercio inferior y el tercio superior de este electrodoméstico.

2. Forra con papel de horno dos bandejas grandes.

3. Pela los boniatos y córtalos en forma de palitos, como si fueses a preparar unas patatas fritas. Intenta que los palitos sean del mismo tamaño para que se cocinen de manera uniforme.

4. Pon los palitos de boniato en una fuente y sazónalos con el arrurruz. Mézclalos bien para que todos los palitos tengan una ligera capa de polvo.

5. Riega los palitos con aceite de coco y remuévelos para que todos ellos se cubran de aceite de manera uniforme y no queden restos visibles de polvo de arrurruz (si es necesario, utiliza tus dedos para frotar la fécula visible en el boniato).

6. Coloca la mitad de los palitos en la primera bandeja y la otra mitad, en la segunda. Dispón los palitos en una sola capa, sin apilarlos entre sí, porque de lo contrario no quedarán crujientes.

7. Déjalos en el horno durante diez minutos y, a continuación, remuévelos con una espumadera metálica para que se cocinen bien por todas partes: ve sección por sección, tomando cada vez unos diez palitos con la espátula y dándoles la vuelta con un rápido giro de muñeca.

8. Recoloca los palitos en capas uniformes sobre la bandeja, moviendo aquellos que estén más hechos hacia el centro para evitar que se cocinen demasiado. Vuelve a introducir las bandejas en el horno, intercambiando su posición (la bandeja que estaba en el tercio superior pasará al inferior, y viceversa).

9. Deja los palitos en el horno otros diez minutos o bien hasta que estén crujientes. Sabrás que están prácticamente listos cuando su superficie, en lugar de ser naranja brillante, adquiera un aspecto más mate y aumente de volumen. Vigílalos bien, porque en un instante pueden pasar de estar crujientes a quemarse.

10. Añade la sal y las especias. Cómelos cuando aún estén bien calientes, con o sin salsa de eneldo.

Salsa de eneldo

Preparación: 3 min | Remojo: 2 h | Para 2-4 personas

INGREDIENTES

150 g de anacardos (previamente puestos en remojo durante al menos 2 h, pero no enjuagados)
2 cucharaditas de aceite de oliva
1 o 2 dientes de ajo
2 limones
1 cucharadita de eneldo fresco o congelado
1 buen pellizco de sal
MATERIAL
1 batidora

1. Bate los anacardos, el eneldo, el ajo, el aceite de oliva, el zumo de los limones y la sal junto con 120 ml de agua con la batidora hasta que obtengas una salsa de textura uniforme y cremosa. Si prefieres que la textura sea más ligera, añade otros 120 ml de agua.

Hummus

¡Esta es mi receta favorita de hummus! Con apenas unos sencillos pasos conseguirás un hummus casero untuoso y uniforme. Sus notas de aceite de oliva, ajo y limón te transportarán inmediatamente al Mediterráneo.

Preparación: 10 min | Para 4 personas

INGREDIENTES
240 g de garbanzos cocidos
70 g de tahini (pasta de sésamo)
30 g de aceite de oliva
El zumo de 1 limón
1 diente de ajo
1 buen pellizco de sal
Opcional: **cilantro fresco y 1 cucharada sopera de agua**

MATERIAL
1 batidora o 1 robot con cuchilla en forma de «S»

1. Bate todos los ingredientes con una batidora o un robot provisto de una cuchilla en forma de «S» hasta obtener una textura uniforme y untuosa. Si es necesario, añade una 1 cucharada sopera de agua y después vuelve a batir.

2. Puedes decorar el hummus con hojas de cilantro picadas.

Lasaña de verduras del sol

Esta deliciosa receta es un éxito garantizado. Te proporcionará calor y te reconfortará.

Preparación: 20 min | Cocinado: 40 min | Remojo: 2 h | Para 4 personas

INGREDIENTES

1 paquete de 250 g de placas de lasaña sin gluten
1 lata de 600 g de pisto de verduras (a ser posible, de tipo casero o natural)
300 g de anacardos (previamente puestos en remojo durante 2 h, pero no enjuagados)
2 cucharadas soperas de levadura de cerveza
1 cucharadita de sal marina o de sal rosa del Himalaya
1 pizca de nuez moscada en polvo
Agua filtrada o de manantial
1 chorrito de aceite de oliva

MATERIAL
1 batidora

1. Precalienta el horno a 180 °C.

2. Bate los anacardos, la sal, la levadura de cerveza y la nuez moscada en polvo con la batidora hasta obtener una crema de anacardos untuosa y uniforme. Si su textura es demasiado espesa, puedes añadir un poco de agua.

3. Cuece las placas de lasaña siguiendo las instrucciones del paquete. Una vez cocidas, escúrrelas bien.

4. Engrasa ligeramente con aceite de oliva la bandeja en la que hornearás la lasaña.

5. Coloca en su fondo una fina capa de pisto.

6. Dispón por encima de esa capa de pisto una capa de placas de lasaña. A continuación, añade una capa de pisto y, después, una capa de crema de anacardo. Repite esta operación.

7. Hornea durante 30 minutos.

8. Prueba esta deliciosa lasaña acompañada de una ensalada.

Rollitos de primavera

¡Esta exótica receta es fresca, sabrosa y fácil de hacer! Es ideal como entrante, para una comida rápida o para un pícnic.

Preparación: 30-45 min | Para 4 personas

INGREDIENTES

Para los rollitos de primavera
8 obleas de papel de arroz
50 g de fideos finos de arroz de tipo vermicelli
8 hojas de lechuga sin cortar
1 pepino • 1 o 2 aguacates • 1 mango
75 g de germinados (alfalfa, rábano, brócoli, hinojo, soja, etc.)
12 hojas de menta fresca picadas

Para la salsa de acompañamiento
1 cucharadita de tahini (pasta de sésamo)
1 cucharadita de vinagre de manzana
1 cucharadita de salsa tamari
1 cucharadita de miel (a ser posible cruda)
1 diente de ajo prensado
1 trozo de 2,5 cm de jengibre fresco rallado

1. Prepara la salsa de acompañamiento, mezclando todos sus ingredientes en un cuenco.

2. Cuece los fideos finos de arroz siguiendo las instrucciones del paquete. A continuación, enjuágalos con agua fría.

3. Corta el pepino, el aguacate y el mango en tiras.

4. Sumerge en agua tibia una oblea de papel de arroz hasta que se vuelva maleable. A continuación, colócala sobre un trapo húmedo limpio.

5. Dispón los diferentes ingredientes en el centro de la oblea de papel de arroz.

6. Dobla el borde de la oblea que tienes frente a ti; repite la operación con los laterales de la oblea y, finalmente, rueda el rollito sobre sí mismo.

7. Repite los pasos 4, 5 y 6 hasta que tengas formados todos los rollitos.

8. Disfruta de estos rollitos de primavera acompañados de su salsa.

Falsa pasta boloñesa de calabacín

¡Esta receta bañada por el sol es extraordinariamente rica en nutrientes! Además, conserva toda su frescura y su sabor porque se toma cruda.

Preparación: 30 min | Remojo: 2 h | Para 2 personas

INGREDIENTES
2 calabacines de tamaño mediano
250 g de tomate fresco, despepitado y cortado en trozos
10 g de tomates secos
1 chalota
1 diente pequeño de ajo prensado y sin germen
2 cucharadas soperas de aceite de oliva
1 cucharada sopera de sirope de agave
2 cucharadas soperas de albahaca fresca
o 1 gota de aceite esencial de albahaca
1 cucharadita de hierbas provenzales
1 chorrito de zumo de limón
½ cucharadita de sal + 1 pizca de sal
120 g de anacardos (previamente puestos en remojo durante al menos 2 h, pero no enjuagados)
120 ml de agua
1 cucharadita de levadura de cerveza
1 pizca de nuez moscada
1 pizca de pimienta negra
MATERIAL
1 rallador en espiral o 1 pelador
1 batidora
1 robot con cuchilla en forma de «S»

1. Corta los calabacines en forma de espaguetis (si utilizas un rallador en espiral) o de tallarines (si tienes un pelador).

2. Prepara la salsa de tomate: en el robot con cuchilla en forma de «S», bate la chalota, el ajo, el aceite de oliva, el sirope de agave, la albahaca, las hierbas provenzales, la ½ cucharadita de sal, el chorrito de limón y los tomates frescos y secos.

3. Prepara la crema de anacardos: bate con la batidora los anacardos, la levadura de cerveza, la nuez moscada, el agua y la pizca de sal y pimienta.

4. Opcional: si te apetece tomarte el plato caliente, dispón la pasta de calabacín en un colador y vierte sobre ella agua hirviendo para que se cocine ligeramente. Escúrrela bien presionándola un poco.

5. En una fuente grande, mezcla la pasta de calabacín con la salsa de tomate y la crema de anacardos.

6. ¡Disfrútala!

Ensalada de quinoa con hierbas

Esta ensalada es perfecta para tomar una comida ligera y fresca en los calurosos meses de verano. Está deliciosa como acompañamiento y también como plato principal.

Preparación: 10 min | Cocinado: 15-20 min | Reposo: 15 min
Para 4 personas

INGREDIENTES
1 taza de quinoa
1 taza y ¾ de agua
1 pizca de sal gorda
Hierbas finamente picadas, a elegir entre **albahaca, perejil,**
cebollino o cilantro
1 diente de ajo prensado
Verduras troceadas, a elegir entre
aguacate, tomate fresco, espárragos o pepino
Varios tomates secos y alcachofas marinadas
1 cucharada sopera de semillas de cáñamo
1 o 2 cucharadas soperas de aceite de oliva
El zumo de ½ limón
Sal y pimienta

1. Enjuaga meticulosamente la quinoa para retirar la saponina, que le da un sabor amargo.

2. Vierte en una cacerola la quinoa, el agua y la sal gorda. Llévala a ebullición. A continuación, baja el fuego, tapa la cacerola y déjala a fuego medio entre 15 y 20 minutos, hasta que toda el agua se haya absorbido.

3. Con el fuego apagado, coloca un trapo limpio entre la cacerola y la tapadera y mantenlo durante 15 minutos para que la quinoa termine de cocerse al vapor. Una vez lista, déjala enfriar.

4. Coloca en una fuente grande las hierbas, el ajo, la quinoa, las verduras, los tomates secos, las alcachofas marinadas y las semillas de cáñamo.

5. Adereza con el aceite de oliva, el zumo de limón, la sal y la pimienta.

Velouté
al plátano

Esta receta, llegada directamente de Brasil, entusiasmará a los paladares aficionados a la mezcla de dulce y salado.

Preparación: 15 min | Cocinado: 20 min | Para 1 o 2 personas

INGREDIENTES
1 cebolla cortada en pluma
1 cucharada sopera de aceite de coco o de oliva
1 lata de tomates pelados en conserva
½ cubo de caldo de verduras
½ taza de agua
100 ml de leche de coco
1 plátano
1 cucharadita de curri
Opcional: **sal, pimienta, agua**
MATERIAL
1 batidora

1. Sofríe en una cacerola la cebolla con el aceite de coco o de oliva.

2. Añade la leche de coco, los tomates pelados, el agua, el medio cubo de caldo de verduras y el plátano. Mantén esta preparación en el fuego durante 20 minutos.

3. Condimenta con curri.

4. Bátelo todo con una batidora.

5. Rectifica el sabor con la sal y la pimienta, si es necesario.

RECETAS PARA AMANTES
DE LO DULCE

.....

Bolitas energéticas

Estos pequeños tentempiés caseros son ideales para la pausa de la merienda y también para los momentos en los que sentimos un bajón de energía.

Preparación: 20-30 min | Para unas 20 bolitas

INGREDIENTES

2 tazas de dátiles sin hueso (si los dátiles son duros, ponlos previamente a remojo en agua caliente durante 10 minutos y después escúrrelos)

½ taza de pasta de alguna semilla oleaginosa (de almendra, de avellana o tahini)

1 taza de almendras o de avellanas (puestas previamente en remojo durante una noche y después escurridas)

½ taza de avena (sin gluten)

6 cucharadas soperas de cacao crudo

Opcional: **coco rallado**

MATERIAL

1 robot con cuchilla en forma de «S»

1. Tritura las almendras o las avellanas.

2. Añade el resto de los ingredientes. Bátelos en el robot hasta que obtengas una gran bola de masa (si es necesario, añade una pizca de agua, pero hazlo poco a poco: nunca más de 1 cucharada sopera cada vez).

3. Forma bolitas con las manos.

4. Si quieres, puedes envolver las bolitas en coco rallado.

5. Consérvalas en el frigorífico (máximo: una semana) o en el congelador (varios meses).

Cookies de plátano y avena

No hay *cookies* más sencillas y rápidas de hacer que estas. No contienen aceite, nueces ni azúcar refinado. ¡Son una delicia y se preparan en un momento!

Preparación: 5 min | Cocinado: 20-25 min | Para 6 cookies

INGREDIENTES
2 o 3 plátanos maduros
2 tazas de avena sin gluten
½ taza de uvas pasas no sulfuradas o arándonos rojos deshidratados
½ cucharadita de canela

1. Precalienta el horno a 180 °C.

2. Machaca los plátanos.

3. A continuación, añade todos los demás ingredientes. Mézclalos bien.

4. Divide la masa resultante en 6 partes. Con cada una de esas partes, forma una bola y colócala en una bandeja recubierta de papel de horno.

5. Aplasta cada bola para formar las *cookies*. Hornéalas entre 20 y 25 minutos.

Falsa tarta de queso con limón

Esta receta, fresca, ligera y muy sencilla, no necesita horno. ¡Es un postre ideal para la primavera y el verano!

Preparación: 15 min | Reposo en el frigorífico: 2 h | Para 4 personas

INGREDIENTES

Para la base de galleta

150 g de almendras (puestas previamente en remojo durante una noche y después escurridas)

1 cucharada sopera de coco rallado

15 dátiles (a ser posible medjul)

1 pizca de sal

½ vaina de vainilla

2 cucharadas soperas de aceite de coco

Para la crema de limón

130 g de anacardos

(puestos previamente en remojo durante al menos 2 h, pero no enjuagados)

125 ml de sirope de arce (u otro edulcorante líquido)

60 ml de aceite de coco

El zumo de 2 limones ecológicos

La piel de ½ limón ecológico

½ vaina de vainilla

1 pizca de sal

Para la decoración (opcional)

Semillas de amapola

Frutos rojos frescos o congelados

Virutas de chocolate negro

MATERIAL

1 batidora

1 picadora con cuchilla en forma de «S»

**1 molde desmontable profundo (diámetro mediano)
o 2 moldes pequeños, individuales, del mismo tipo**

———————

1. Con la picadora provista de cuchilla en forma de «S», tritura finamente las almendras.

2. Añade el resto de los ingredientes y mézclalos hasta que obtengas una masa en forma de bola. Aplasta esa bola en el fondo del molde para formar la base. Mientras preparas la crema, deja esa base en el frigorífico para que se vaya enfriando.

3. Bate los ingredientes de la crema de limón con la batidora hasta que tengan una consistencia cremosa. Vierte esta crema sobre la base.

4. Deja reposar el pastel en un lugar fresco durante al menos 2 horas.

5. Si quieres, puedes esparcir por encima semillas de amapola, frutos rojos o virutas de chocolate negro para añadir un toque complementario de sabor.

Falsa tarta de queso primaveral con fresas

Esta receta es sencilla, ligera y fresca. ¡Puedes tomarte tranquilamente varias porciones sin que después te invada una sensación de pesadez en el estómago!

Esta tarta cruda de queso con fresas tiene todo lo necesario para gustar: una base dorada que se deshace fácilmente en la boca, un relleno cremoso con notas de vainilla y un exquisito *coulis* de fresas. Se trata de un postre delicioso, pero también sano: es cien por cien vegano. ¡Nada de productos lácteos, gluten, huevos o azúcar refinado! ¡Y tampoco se usa el horno!

Preparación: 30 min | Reposo en el frigorífico: 4 h | Para 4 personas

INGREDIENTES

Para la base de galleta

150 g de dátiles medjul

150 g de almendras (puestas previamente en remojo entre 8 y 12 h)

1 bandeja de fresas

Para la crema de vainilla

100 ml de bebida vegetal

2 cucharadas soperas de aceite de coco fundido

2 cucharadas soperas de sirope de arce

2 puñados grandes de anacardos (puestos previamente en remojo durante al menos 2 h, pero no enjuagados)

1 vaina de vainilla

Para el *coulis* de fresas

1 bandeja de fresas

2 cucharadas soperas de chía

1 cucharada sopera de zumo de limón

MATERIAL

1 batidora potente

1 robot multifunción con cuchilla en forma de «S» (opcional)

1 molde desmontable profundo (diámetro mediano)

o **2 moldes pequeños, individuales, del mismo tipo**

---

1. Con un robot multifunción provisto de cuchilla en forma de «S» o una batidora, tritura finamente las almendras.

2. Añade los dátiles y bate todo hasta que obtengas una masa en forma de bola. Si es necesario, añade unas cucharaditas de agua.

3. Aplasta la bola obtenida en el fondo del molde para formar la base de galleta. Cubre esta base con trozos de fresas.

4. Vierte en el vaso de la batidora la bebida vegetal, el aceite de coco fundido, el sirope de arce y los anacardos. Corta la vaina de vainilla en dos trozos a lo largo y ráspala con la punta de un cuchillo para extraer sus semillas. Introduce estas semillas en el vaso de la batidora. Bate los ingredientes hasta conseguir una consistencia cremosa.

5. Mientras preparas el *coulis* de fresas, deja esta crema en el frigorífico para que se enfríe.

6. Limpia la batidora. A continuación, utilízala para batir dos puñados de fresas y el zumo de limón. Vierte esta mezcla en un cuenco.

7. Añade la chía. Mézclalo todo bien. Deja que repose 30 minutos para que se espese.

8. Trocea las fresas restantes.

9. Vierte la crema de vainilla sobre la base de galleta. A continuación, dispón el *coulis* por encima de la crema y decóralo con los trozos de fresas.

10. Deja reposar el pastel en un lugar fresco durante al menos 4 horas antes de desmoldarlo.

Cookies de chocolate

¡Estas *cookies* son un manjar! Como tentempié, harán las delicias de tu paladar: ligeramente crujientes por fuera, pero, sobre todo, increíblemente esponjosas por dentro. ¡Una maravilla!

Preparación: 30 min | Cocinado: 10 min | Reposo: 15 min
Para 14 cookies

INGREDIENTES
14 g de linaza molida + 60 ml de agua para ponerla en remojo
150 g de chocolate negro + 7 onzas de chocolate cortadas en dos
3 cucharadas soperas de aceite de coco
50 g de azúcar de coco
5 ml de extracto de vainilla
½ cucharadita de levadura en polvo sin gluten
½ cucharadita de sal
155 g de harina de arroz o de trigo sarraceno, o bien una mezcla de ambas
Para la decoración (opcional): **granos de sal**

1. En un cuenco pequeño, mezcla la linaza molida con el agua. Déjala reposar hasta que cuaje.

2. Llena una cacerola de agua hasta la mitad y llévala a ebullición. Coloca un cuenco grande de cristal o cerámica, resistente al calor, sobre la parte superior de la cacerola para preparar un baño maría. Funde el chocolate y el aceite de coco en ese baño maría, removiéndolos continuamente hasta que se hayan derretido.

3. Añade el azúcar de coco y vuelve a mezclar. Retira el cuenco de la cacerola.

4. En el mismo cuenco, añade la linaza cuajada, el extracto de vainilla, la levadura en polvo y la sal. Remueve hasta que todo quede bien mezclado. Añade la harina y vuelve a mezclar.

5. Deja reposar la masa a temperatura ambiente durante 15 minutos.

————

6. Precalienta el horno a 180 °C.

7. Forma con las manos pequeñas bolas de masa (del tamaño de una pelota de golf, aproximadamente). Introduce con cuidado un trozo de onza de chocolate en cada bola.

8. Coloca las bolas en una bandeja forrada con papel de horno. Presiónalas con delicadeza para formar pequeños discos. Recuerda dejar un espacio de 5 cm entre las *cookies*, porque durante el horneado aumentarán ligeramente su volumen.

9. Mantenlas en el horno durante unos 10 minutos.

10. Cuando las saques del horno, esparce sobre ellas unos granos de sal. ¡Déjalas enfriar 10 minutos antes de probarlas!

MI CONSEJO:

Lo ideal es consumir las *cookies* de inmediato, pero si se guardan en un recipiente hermético, pueden conservarse hasta 3 días.

Helado instantáneo de praliné

¡Receta exprés de helado para los más golosos e impacientes!

Preparación: 5 min | Para 1 o 2 personas

INGREDIENTES
4 plátanos bien maduros congelados (y previamente troceados)
2 o 3 cucharadas soperas de pasta de avellanas

MATERIAL
1 batidora potente

1. Bate los plátanos congelados y la pasta de avellanas con la batidora.

2. Utiliza el brazo de la batidora a velocidad baja. Mueve los ingredientes una y otra vez de forma que pasen por la cuchilla.

3. Cuando aparezca un torbellino al batir la mezcla y durante unos segundos no se aprecie ningún grumo en ella, apaga la batidora. Es importante no batir en exceso para evitar que el helado se funda.

4. Vierte el helado en cuencos pequeños y adórnalos con tus *toppings* favoritos, como frutos rojos, virutas de chocolate negro, coco rallado o frutos secos (almendras, avellanas, nueces...).

Mousse de chocolate al estilo Bounty

Esta deliciosa receta chocolateada, además de estar riquísima, es muy reconfortante. Si sientes pasión por las barritas de chocolate rellenas de coco, tipo Bounty, ¡esta mousse de chocolate es para ti!

Preparación: 20 min | Reposo en el frigorífico: 1 noche +
1 h como mínimo
Para 4 personas

INGREDIENTES
1 lata de crema de coco (400 ml)
175 g de chocolate negro para postres al 80%
15 g de sirope de arce
5 ml de extracto de vainilla
1 pizca de sal
MATERIAL
1 batidora de varillas

1. La noche anterior mete la lata de crema de coco en el frigorífico, en posición invertida.

2. Funde el chocolate al baño maría. Una vez fundido, deja que se enfríe.

3. Saca la lata de crema de coco del frigorífico y vuelve a ponerla derecha. Ayudándote de una cuchara, recoge la parte sólida de la crema de coco y deposítala en una fuente.

4. Bate la crema de coco con la batidora de varillas hasta que adquiera una textura espumosa.

5. Añade poco a poco el sirope de arce, el extracto de vainilla y la sal. Vuelve a batir durante 1 minuto.

6. Vierte una pequeña cantidad de la crema de coco sobre el chocolate fundido. Con una espátula, mezcla con cuidado, evitando que la espuma de la crema de coco batida se deshaga. Repite esta operación, vertiendo la crema de coco en pequeñas cantidades hasta que se acabe.

7. Distribuye delicadamente la mousse en vasitos de cristal y déjalos al menos 1 hora en el frigorífico.

Tortitas de plátano

Estas tortitas, saludables y esponjosas, tienen un sabor muy parecido al del delicioso pan de plátano. ¡Éxito garantizado!

Preparación: 5 min | Cocinado: 15 min | Para 2 personas

INGREDIENTES
1 plátano
1 cucharadita de chía
180 g de bebida vegetal
80 g de copos de avena sin gluten
2 pellizcos de levadura en polvo sin gluten
½ cucharadita de extracto de vainilla o de azahar
1 pizca de sal
Opcional: **sirope de arce o de coco**

MATERIAL
1 batidora

1. Bate todos los ingredientes con la batidora.

2. En una sartén con aceite bien caliente vierte un poco de la masa para formar tortitas.

3. Deja que cada tortita se dore durante 2 o 3 minutos por cada lado. En cuanto veas que aparecen en ellas pequeñas burbujas de aire, dales la vuelta.

4. Acompaña estas tortitas con sirope de arce o de coco.

Crema casera de avellanas para untar

¡Las avellanas son las verdaderas estrellas de esta receta chocolateada! Esta crema es perfecta para tomarla en tostadas o con crepes.

Preparación: 20 min | Cocinado: 10-12 min

INGREDIENTES

225 g de avellanas • 80 ml de una bebida vegetal sin azúcares añadidos
15 ml de aceite de coco • 30 ml de sirope de arce
6 dátiles sin hueso (si los dátiles son duros, ponlos previamente a remojo en agua caliente durante 10 minutos y después escúrrelos)
35 g de cacao crudo en polvo
5 ml de extracto de vainilla
1 pizca de sal

MATERIAL
1 batidora o 1 robot con cuchilla en forma de «S»

1. Precalienta el horno a 180 °C.

2. Dispón las avellanas en una bandeja recubierta de papel de horno.

3. Hornéalas entre 10 y 12 minutos, hasta que se doren ligeramente. A mitad del horneado, remuévelas una vez. Saca las avellanas del horno y deja que se enfríen.

4. A continuación, coge las avellanas con las manos y frótalas enérgicamente entre las palmas para que su piel se desprenda. También puedes frotarlas envueltas en un trapo limpio. Remueve las avellanas entre las manos, trazando movimientos de delante hacia atrás, para que la piel caiga entre tus dedos.

5. Coloca las avellanas, ya peladas, en una batidora o en un robot provisto de una cuchilla en forma de «S». Bátelas a máxima velocidad durante 5 minutos, parando de vez en cuando para raspar los restos que se hayan quedado en los bordes del brazo de la batidora, hasta que la mezcla adquiera la consistencia de una crema.

6. Añade el resto de los ingredientes y vuelve a batirlos entre 3 y 5 minutos, hasta que estén bien mezclados y no se vean grumos.

7. ¡Disfruta de la crema! Puedes conservarla en el frigorífico, dentro de un tarro hermético.

Porridge

¡En los días fríos y lluviosos, este reconfortante desayuno es perfecto! Además, aporta numerosos beneficios. De acuerdo con un gran número de estudios clínicos, los copos de avena reducen los niveles de colesterol, disminuyen la presión arterial y limitan el riesgo de desarrollar a largo plazo enfermedades cardiacas.

Una buena noticia para las personas que presentan una hipersensibilidad al gluten: las asociaciones de celíacos consideran que el «gluten» de la avena es inofensivo. No parece provocar tanta hiperreacción como el gluten «duro» del trigo, del centeno o de la cebada. De todas formas, si padeces intolerancia al gluten, te recomiendo que pruebes la avena en pequeñas cantidades, asegurándote de remojarla bien antes. Si no te hace daño, podrás consumirla sin problema. En cualquier caso, también existen copos de avena libres de gluten.

Preparación: 5-10 min | Remojo: 7 h | Para 1 persona

INGREDIENTES
El zumo de ½ limón
1 pizca de sal marina
45 g de copos de avena (existen con sello «sin gluten»)
250 ml de bebida vegetal o de agua de manantial
Frutas frescas de temporada o frutas congeladas
Para endulzar la receta: **plátano, miel, frutos secos**
Opcional: **especias (canela, cardamomo, jengibre, cúrcuma, etc.)**

1. La noche anterior introduce la avena en una cacerola y cúbrela de agua. Añade el zumo de limón y déjala en remojo toda la noche. Este remojo en agua acidulada, que deberá mantenerse como mínimo 7 horas, constituye un paso imprescindible para que podamos beneficiarnos de las propiedades de este cereal.

2. Al día siguiente, añade la sal marina. Vierte sobre los copos de avena la bebida vegetal o el agua de manantial. Añade las frutas frescas o congeladas.

3. Calienta la mezcla a fuego lento durante 5 minutos, mientras la remueves. Aparta la cacerola del fuego y déjala reposar, con la tapadera puesta, durante 5 minutos.

4. Endulza el porridge con un plátano machacado, miel o frutos secos.

5. Opcional: añade especias. ¡A disfrutar!

Pudin de chía con frutos rojos

¡Con esta riquísima receta afrutada podrás recargar tus reservas de antioxidantes! Es ideal para el desayuno y la merienda.

Preparación: 5 min | Reposo en el frigorífico: 2-3 h | Para 2 personas

INGREDIENTES
1 taza de frambuesas, congeladas o frescas
1 taza de bebida vegetal sin azúcares añadidos (de almendra o de coco)
3 cucharadas soperas de chía
2 cucharadas soperas de sirope de arce
1 cucharadita de piel de limón (ecológico)
1 cucharadita de zumo de limón
½ plátano, cortado en finas rodajas
½ taza de frutos rojos congelados

1. Introduce las frambuesas en un cuenco y aplástalas con un tenedor.

2. Incorpora la bebida vegetal, el sirope de arce, la chía y la piel y el zumo de limón. Mézclalo todo.

3. Deja reposar la mezcla en el frigorífico entre 2 y 3 horas, hasta que cuaje y se espese.

4. Sirve el pudin de chía en dos cuencos, acompañado de plátanos y frutos rojos.

BEBIDAS
SALUDABLES

.....

Agua depurativa

El agua depurativa es un cóctel de antioxidantes, vitaminas y minerales ideal para limpiar delicadamente nuestro organismo. Además, es una estupenda forma de aumentar nuestro consumo de agua a lo largo del día.

Preparación: 5 min | Reposo en el frigorífico: 2 h | Para 1 persona

INGREDIENTES
2 rodajas de pomelo
¼ de pepino
½ lima
15 hojas de menta fresca
750 ml de agua filtrada o de manantial

1. Corta en rodajas las frutas y el pepino.

2. Sumérgelos en el agua, junto con las hojas de menta, y deja reposar esta mezcla durante al menos 2 horas en el frigorífico.

3. Consume esta agua depurativa en un plazo máximo de 48 horas.

Elixir antiinflamatorio

Este elixir dará un empujoncito a tu sistema inmunitario. El jengibre y la cúrcuma actúan como un ibuprofeno natural, ya que son potentes antiinflamatorios. En caso de dolor e inflamación, es imprescindible incorporarlos a tu dieta cada vez que sea posible.

Preparación: 5-10 min | Para 1 persona

INGREDIENTES
5 cm de rizoma de cúrcuma fresca sin pelar
5 cm de rizoma de jengibre fresco sin pelar
1 taza de bebida vegetal (de almendra o de coco)
1 cucharadita de miel (personalmente, utilizo la miel de manuka, que es un potente antibiótico natural)
1 pizca de pimienta negra
MATERIAL
1 batidora

1. Calienta a fuego lento la bebida vegetal.

2. Vierte todos los ingredientes en el vaso de la batidora y bátelos.

3. ¡A disfrutar!

PROPIEDADES DE LA CÚRCUMA
Potente antiinflamatorio
Alto contenido en antioxidantes
Capacidad de regeneración del hígado
Beneficios para el aparato digestivo

PROPIEDADES DEL JENGIBRE
Potente antiinflamatorio
Antiviral
Antiálgico
Antioxidante
Antivomitivo
Beneficioso para el aparato digestivo
Refuerzo del sistema inmunitario

Batido de sandía

Los batidos son bebidas muy adecuadas para el verano, ya que permiten mantener nuestro cuerpo hidratado. ¡Este batido es refrescante, nutritivo y delicioso!

Preparación: 5-10 min | Para 1 persona

INGREDIENTES
La mitad de una sandía pequeña
Varias hojas de menta fresca
6 cubitos de hielo

MATERIAL
1 batidora

1. Vierte todos los ingredientes en el vaso de la batidora y bátelos.

2. ¡Refréscate!

Batido de pepino, piña y coco

Preparación: 5-10 min | Para 1 persona

INGREDIENTES
1 o 2 tazas de agua de coco
10 trozos de piña
¼ de pepino
6 cubitos de hielo
MATERIAL
1 batidora

1. Vierte todos los ingredientes en   **2.** ¡A disfrutar!
el vaso de la batidora y bátelos.

Infusión de hojas de ortiga con menta y jengibre

La ortiga no es una mala hierba, sino un verdadero tesoro. Esta reina de las plantas silvestres contiene un potente agente antiinflamatorio que contribuye a frenar la acción de las citoquinas, uno de los principales factores desencadenantes de la inflamación en nuestro organismo. Anímate a consumir al menos dos tazas de esta receta al día. Las hojas de ortiga también están indicadas para prevenir la fatiga, los dolores de cabeza crónicos, el dolor de garganta y las infecciones de los senos nasales, y tienen efectos beneficiosos para las personas diabéticas, ya que reducen los niveles de azúcar en la sangre.

Preparación: 5-10 min | Reposo: 5 min | Para 4 personas

INGREDIENTES
2 cucharadas soperas de hojas de ortiga
2 cucharadas soperas de menta fresca picada
2 cucharaditas de jengibre rallado
1 l de agua filtrada o de manantial

1.1 Mezcla en un cuenco las hojas de ortiga, la menta fresca y el jengibre.

2. Hierve el litro de agua.

3. Utiliza una cucharadita de la mezcla elaborada en el punto 1 para una taza de 250 ml de agua caliente.

4. Deja reposar la infusión como mínimo 5 minutos.

Zumo verde

¡Este zumo verde es idóneo para comenzar la jornada! Te permitirá mantener tu cuerpo hidratado y recargar vitamina C y minerales.

Preparación: 5 min | Para 1 persona

INGREDIENTES
1 pepino
1 o 2 tallos de apio
2 manzanas
1 hinojo
El zumo de 1 limón
Opcional: **1 cucharadita de espirulina**

MATERIAL
1 licuadora convencional o 1 licuadora centrífuga

Si es posible, procura que todos los ingredientes sean ecológicos.

1. Pasa el pepino, los tallos de apio, las manzanas y el hinojo por la licuadora convencional o centrífuga.

2. Vierte el zumo de limón en este zumo verde.

3. Opcional: échale una cucharadita de espirulina al zumo.

Bebida casera de almendras

La bebida de almendras es una magnífica alternativa a la leche de vaca, ya que se trata de una preparación vegetal con un alto contenido en vitaminas, minerales y oligoelementos. Además, carece de lactosa y es untuosa y muy fácil de hacer. Puedes utilizarla para elaborar pasteles, postres en general y bebidas calientes.

Preparación: 10 min | Remojo: 8 h

INGREDIENTES
1 taza de almendras (a ser posible ecológicas)
3 tazas de agua filtrada o de manantial
Opcional: **2 dátiles medjul sin hueso**
2 cucharaditas de canela

MATERIAL
1 batidora
1 bolsa para filtrar bebidas vegetales o un trapo bien limpio

1. Pon las almendras en un cuenco de agua y déjalas en remojo durante toda una noche (o, como mínimo, 8 horas). Este paso es absolutamente imprescindible para sacar partido de los principios activos de este ingrediente.

2. Tras la fase de remojo, escurre las almendras e introdúcelas en un vaso de batidora junto con 3 tazas de agua. Bate los ingredientes durante 1 o 2 minutos, hasta obtener una bebida de textura uniforme.

3. Coloca un trapo o una bolsa para bebidas vegetales sobre una fuente y filtra la bebida. Escurre los restos de líquido con las manos.

4. Si quieres añadir canela o dátiles, bátelos con la bebida vegetal en el vaso de la batidora.

5. Conserva esta bebida en una botella de cristal con cierre hermético dentro del frigorífico. En principio, puede consumirse durante una semana, aproximadamente. También es posible congelarla en bandejas de cubitos de hielo.

Para los más impacientes
Mezcla 50 g de pasta de almendras con 50 cl de agua caliente (pero que no esté hirviendo) y 1 cucharada sopera de sirope de arce.

Chupito energético

No es la bebida más deliciosa de todas las que aparecen aquí, pero, a cambio, aporta un increíble chute de energía. Calienta el organismo, calma la inflamación y estimula y refuerza el sistema inmunitario, así que es ideal para épocas de mucho frío o de infección viral.

Preparación: 5 min | Para 1 persona

INGREDIENTES
½ limón (a ser posible ecológico)
50 g de jengibre fresco

MATERIAL
1 exprimidor de cítricos
1 licuadora convencional o 1 licuadora centrífuga

1. Pela el jengibre.

2. Pásalo por una licuadora convencional o centrífuga y recoge el zumo obtenido.

3. Exprime el limón con el exprimidor.

4. Mezcla el zumo de jengibre con el zumo de limón.

5. Bébete la mezcla de un trago, como si fuese un chupito.

Smoothie verde

Este *smoothie* verde, ideal como desayuno o tentempié, es una forma perfecta de consumir tres raciones de fruta y verdura al día. Además, es muy fácil de hacer: está listo en dos minutos.

Preparación: 2 min | Para 1 persona

INGREDIENTES
1 plátano
1 pepino pequeño
1 puñado grande de espinacas frescas
1 cucharada sopera de pasta de almendras
Opcional: **1 chorrito de agua, si prefieres que la consistencia sea más líquida**

MATERIAL
1 batidora

1. Coloca todos los ingredientes en el vaso de la batidora.

2. Bate hasta obtener una mezcla uniforme.

Té helado
con frutos rojos

¡Amantes del té helado, esta receta va por vosotros! En épocas de intenso calor, os encantará esta dulce bebida, acidulada y refrescante.

Preparación: 5-10 min | Para 1 persona

INGREDIENTES
1 cucharada sopera de té verde o bien de menta
500 ml de agua filtrada o de manantial
½ taza de frutos rojos congelados

1. Calienta el agua.

2. Deja infusionar en ella el té verde o la menta.

3. Deja que se enfríe. Sírvelo en un vaso.

4. Añade los frutos rojos congelados y... ¡disfruta de tu té!

LOS ALIMENTOS
QUE SIEMPRE
DEBEMOS TENER EN
CASA
.....

Lista de la compra

En el frigorífico

- Aceites ricos en omega-3 de primera presión en frío: de linaza, de cáñamo, de pepitas de calabaza, de camelina, de germen de trigo, de nuez...
- Proteínas: carne de aves, trucha ahumada, tempeh, tofu fermentado, huevos, semillas germinadas y quesos vegetales, de oveja o de cabra.
- Verduras de temporada como fuente de vitaminas, minerales y antioxidantes.
- Hierbas aromáticas frescas (cebollino, perejil, cilantro, eneldo, albahaca, menta, etc.) para el aporte de antioxidantes.
- Salsa tamari, como una alternativa a la sal y como fuente de probióticos.
- Bebidas vegetales.
- Yogures vegetales, de leche de oveja o de leche de cabra.
- Plantas herbáceas antiinflamatorias: cúrcuma y jengibre frescos.
- Kéfir, kombucha, agua de coco, infusiones frías, etc.
- Vinagre de manzana.
- Limones.

En el congelador

- Todo tipo de preparaciones caseras que hayamos cocinado en grandes cantidades (caldo terapéutico, hummus, cremas untuosas tipo *velouté*, etc.).
- Frutas y verduras crudas, es decir, no procesadas: mangos, frutos rojos, plátanos, espinacas, brócolis, coliflores, espárragos, guisantes, alubias, coles de Bruselas, etc.
- Hierbas aromáticas (cilantro, perejil, cebollino, albahaca, etc.).
- Plantas aromáticas especialmente ricas en antioxidantes (ajos, chalotas, cebollas, etc.).
- Proteínas: pescados, crustáceos, carnes (incluidas las de aves).
- Polen fresco para hacer acopio de probióticos.

En la despensa

- **Cereales sin gluten**, que son una buena fuente de fibra y proteínas: quinoa, arroz semiintegral, trigo sarraceno, mijo, teff, sorgo, fonio, etc.

- **Harinas y copos sin gluten** (de arroz, mijo, avena, garbanzo, trigo sarraceno, etc.).

- **Pasta sin gluten** (de arroz, quinoa, trigo sarraceno, garbanzo).

- **Legumbres**, ricas en proteínas vegetales: lentejas verdinas, lentejas rojas, alubias rojas, alubias blancas, soja verde, garbanzos, guisantes secos.

- **Semillas, como fuente de omega-3:** pepitas de calabaza, pepitas de girasol, semillas de sésamo, linaza.

- **Frutos secos oleaginosos, como fuente de omega-3:** almendras, nueces, anacardos, nueces de Brasil, avellanas, etc.

- **Pastas elaboradas con frutos secos oleaginosos:** tahini, pasta de almendras, pasta de anacardos, pasta de avellanas, etc.

- **Frutas deshidratadas** (albaricoques, dátiles, higos, arándanos rojos), por su alto contenido en hidratos de carbono, fibra y oligoelementos.

- **Edulcorantes naturales** para sustituir a los azúcares refinados: miel cruda, azúcar de coco, sirope de arce o de coco de buena calidad, etc.

- **Latas y botes de leche de coco,** de crema de coco, de tomates pelados o troceados y de garbanzos, que nos sacarán de apuros.

- **Latas de alimentos ricos en omega-3:** sardinas, caballas, arenques, hígado de bacalao, boquerones.

- **Superalimentos** como la chía, la espirulina, las bayas de goji, el cacao crudo, el zumo de hierba de cebada, el chaga, el algarrobo, las escamas de algas, etc.

- **Pan sin gluten**, tostadas ecológicas de cereales, etc.

- **Té verde, infusiones antiinflamatorias** (cúrcuma, ortiga mayor, melisa, romero, harpagofito, etc.)

En la encimera de la cocina

• Grasas sanas para cocinar: aceite de coco, aceite de oliva, *ghee*.

• Fruta fresca para tener a tope las reservas de fibra y antioxidantes.

• Especias con propiedades antiinflamatorias: canela, cardamomo, cayena, curri, comino, cúrcuma, jengibre, pimienta negra, etc.

• Condimentos: sal rosa del Himalaya, gomasio, pimienta negra, hierbas provenzales, etc.

• Plantas aromáticas: ajos, chalotas, cebollas, etc.

BATCH COOKING

Menú para la semana del .... al ....

LUNES

Desayuno: ....
Comida: ....
Cena: ....

Lista de la compra

....
....
....

MARTES

Desayuno: ....
Comida: ....
Cena: ....

Lista de la compra

....
....
....

MIÉRCOLES

Desayuno: ....
Comida: ....
Cena: ....

Lista de la compra

....
....
....

JUEVES

Desayuno: ....
Comida: ....
Cena: ....

Lista de la compra

....
....
....

VIERNES

Desayuno: ....

Comida: ....

Cena: ....

Lista de la compra

....

....

....

SÁBADO

Desayuno: ....

Comida: ....

Cena: ....

Lista de la compra

....

....

....

DOMINGO

Desayuno: ....

Comida: ....

Cena: ....

Lista de la compra

....

....

....

....

....

....

....

....

....

....

....

....

....

....

....

Agradecimientos

¡Preparar esta obra ha sido una maravillosa aventura y una gran alegría!

Gracias a Éditions First por haberme ofrecido la oportunidad de escribir mi primer libro. Gracias especialmente a Aline Sibony y Cyrielle Londero por su confianza y sus amables consejos.

Gracias a Océane Juille por sus preciosas ilustraciones.

Gracias a Anne-Claire Meret, mi fan número uno, por haber dado a conocer mi proyecto de libro.

Gracias a todos mis familiares y amigos por haberme apoyado mientras escribía estas páginas.

Gracias a mi padre por haberme transmitido el amor por la escritura.

Gracias a mi maravilloso marido por haber estado a mi lado en la travesía de mi enfermedad y en mi aventura por la naturopatía.

Gracias a mi hija, Clélia, a la que llevaba en mi vientre mientras escribía este libro, por haberme transmitido una hermosa energía creativa.

Por último, gracias a vosotras, mis queridas lectoras, por permitirme hacer realidad mi sueño de niña y compartir mi historia y mis conocimientos. ¡Ojalá encontréis en este libro las claves para mejorar vuestra salud!